Christian Thomsen, Michael Karl-Heinz Wich
Körperliche Untersuchung – Anleitung in Bildern
für Studium und Praxis

Christian Thomsen, Michael Karl-Heinz Wich

Körperliche Untersuchung – Anleitung in Bildern für Studium und Praxis

Status praesens und Orthopädie

2., aktualisierte und erweiterte Auflage

DE GRUYTER

Autoren

Dr. med. Christian Thomsen
Klinikum Nordfriesland,Wyk a. Föhr
Anästhesieabteilung
Klinikum Itzehoe
vormals: Consultant Anaesthetist
Barlborough NHS Treatment Centre
Chesterfield S43 4XE, UK
Thomsen.Rosengarten@t-online.de

Prof. Dr. med. Michael Karl-Heinz Wich
BG Klinikum Unfallkrankenhaus
Berlin gGmbH
Klinik für Unfallchirurgie und Orthopädie
Warener Straße 7, 12683 Berlin
michael.wich@ukb.de
und
Klinikum Dahme-Spreewald
Abt. f. Unfallchirurgie und Orthopädie
Köpenicker Str. 29
15711 Königs Wusterhausen

ISBN: 978-3-11-033852-2
e-ISBN (PDF): 978-3-11-033853-9
e-ISBN (EPUB): 978-3-11-038946-3

Library of Congress Cataloging-in-Publication data
A CIP catalog record for this book has been applied for at the Library of Congress.

Bibliografische Information der Deutschen Nationalbibliothek
Die Deutsche Nationalbibliothek verzeichnet diese Publikation in der Deutschen Nationalbibliographie; detaillierte bibliografische Daten sind im Internet über http://dnb.d-nb.de abrufbar.

Der Verlag hat für die Wiedergabe aller in diesem Buch enthaltenen Informationen mit den Autoren große Mühe darauf verwandt, diese Angaben genau entsprechend dem Wissensstand bei Fertigstellung des Werkes abzudrucken. Trotz sorgfältiger Manuskriptherstellung und Korrektur des Satzes können Fehler nicht ganz ausgeschlossen werden. Autoren und Verlag übernehmen infolgedessen keine Verantwortung und keine daraus folgende oder sonstige Haftung, die auf irgendeine Art aus der Benutzung der in dem Werk enthaltenen Informationen oder Teilen davon entsteht.
Die Wiedergabe der Gebrauchsnamen, Handelsnamen, Warenbezeichnungen und dergleichen in diesem Buch berechtigt nicht zu der Annahme, dass solche Namen ohne weiteres von jedermann benutzt werden dürfen. Vielmehr handelt es sich häufig um gesetzlich geschützte, eingetragene Warenzeichen, auch wenn sie nicht eigens als solche gekennzeichnet sind.

© 2018 Walter de Gruyter GmbH, Berlin/Boston
Satz: PTP-Berlin, Protago-T$_E$X-Production GmbH, Berlin
Druck und Bindung: Hubert & Co. GmbH Co. KG, Göttingen
Einbandabbildung: thinkstock
Illustrationen: Helmut Holtermann, Dannenberg
♾ Printed on acid-free paper
Printed in Germany

www.degruyter.com

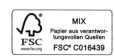

Gewidmet meinem Lehrer
Herrn Prof. Dr. med. Markwart Michler, 1923–2001,
ehemals Direktor des Instituts für Geschichte der Medizin
der Universität Gießen

Danksagung

Eigene Skizzen aus dem Jahre 1978 sind der Vorläufer zu diesem Buch. Der Graphiker Herr H. Holtermann, Dannenberg, hat daraus professionelle Bilder gemacht. Seine Kreativität, gepaart mit Präzision, haben die Bilder ausdrucksstark gestaltet. Ihm gilt mein herzlicher Dank.

Meinem Bruder, Dr. med. P. Thomsen, Flensburg, danke ich vielmals für die geduldige Mitarbeit bei den anfänglich notwendigen Fotoarbeiten, für manchen Rat und das Korrekturlesen.

Mein Studienkollege und Freund Dr. med. D. Helm, Lübeck hat den Anstoß gegeben, die alten Skizzen aufzuarbeiten und als Buch herauszugeben. Seine Ermutigungen und Ermunterungen haben mich angetrieben, sein fleißiges Korrekturlesen war mir eine große Hilfe. Vielen Dank lieber Dietrich!

Den Lektoren des Verlages Walter de Gruyter, Frau Dr. rer. nat. P. Kowalski und Frau Dr. med A. Wilck schulde ich großen Dank für ihre Geduld mit einem wenig erfahrenen Erstbuchautor, insbesondere hat Frau Dr. Wilck mit außerordentlichem Engagement und Fachwissen immer wieder den Fokus auf das Wesentliche gerichtet und durch eigene Vorschläge vielerorts Verbesserungen eingebracht. Ihnen, Frau Dr. Wilck, gilt mein besonderer Dank!

Meiner Frau Ilse und meinen Kindern Imke und Lea danke ich für die langmütig ertragenen Entbehrungen im Familienleben mit einem Vater, der in England arbeitet und ein Buch schreibt.

Chesterfield 2008   Christian Thomsen

Vorwort zur 2. Auflage

Die 2. Auflage hat den Umfang des Buches vermehrt. Der Titel wurde modifiziert und die Aufmachung des Buches geändert. Das neurologische Kapitel wurde erweitert, und das orthopädische Kapitel ist hinzugekommen. Letzteres hat Herr Prof. M. Wich geschrieben, und ich danke für die kompetente Mitarbeit als Koautor!

Den erweiterten neurologischen Text haben meine neurochirurgischen Kollegen Dr. E. Engelt, Hannover und Dr. M. Neuss, Hamburg, sowie mein neurologischer Kollege Dr. M. Michler, Hamburg durchgesehen und an manchen Stellen verständlicher und lesbarer gemacht, vielen Dank dafür!

Die Zeichnungen hat Herr Holtermann, Dannenberg, wieder einfach und wunderbar klar gestaltet, auch dafür vielen Dank!

Das grundlegende Thema ist geblieben: Klinische Untersuchung und ärztliches Handwerk, Text – Bilddarstellung, Bildführer.

Der Wissensstoff des Buches richtet sich nicht nur an den Arzt in Ausbildung und den Arzt, der wiederholen und vertiefen möchte, sondern auch an Schwestern, Pfleger, Rettungssanitäter und Psychologen, die alle „basisnah" arbeiten. Schon das Vorwort zur ersten Auflage betont, dass über 70 Prozent der Diagnosen in der Inneren Medizin allein durch die Anamnese und die körperliche Untersuchung bestimmt werden können. Im Vorfeld einer apparativen Absicherung bilden Anamnese und unmittelbare Untersuchung die Grundlage für eine Diagnostik, die **1.** an jedem Ort und zu jeder Stunde einsetzbar ist, **2.** sich durch eine kostengünstige, **3.** risikolose Anwendung und geringe Störanfälligkeit auszeichnet, **4.** zu unmittelbaren, raschen Ergebnissen führt, und **5.** durch ihre vielfältigen Wechselwirkungen einen Zugang zu Körper und Seele des Patienten beinhaltet. Die klinische Untersuchung erhält eine fast naturwissenschaftliche Objektivität aufgrund der wiederholten Untersuchung durch denselben Arzt und ausserdem aufgrund der Untersuchung durch zwei verschiedene Ärzte, die anschließend ihre Ergebnisse vergleichen. Dieses Untersuchungsergebnis führt unter Reflexion auf Wissen und Erfahrung des

Arztes zur Diagnose. Stellt man einen unterschiedlichen Wissens- und Erfahrungsstand verschiedener Ärzte in Rechnung, so wird klar, dass die **Diagnose** als Entscheidung nach Prüfung und Abwägung einem größeren subjektiven Schwankungsbereich unterliegt als der Befund selbst. Was aber lässt die **klinische Untersuchung** nach wie vor hinter der naturwissenschaftlichen Exaktheit zurückbleiben? **1.** Die indirekte Methodik, nie ist das zu untersuchende anatomische Substrat den Sinnen direkt zugänglich; daher ist auch ein genau quantifizierendes Maßnehmen meist nicht möglich, **2.** die unvorhersehbare Schwankungsbreite des Normalen wie des Pathologischen; das gilt für Struktur, Form und Lage von Organen ebenso wie für ihre Funktion, **3.** die relative Ungenauigkeit, die jeder Beschreibung anhaftet, ob es sich nun um Größe, Form, Oberfläche und Konsistenz eines Organs handelt oder um die Lautstärke und den Charakter eines Geräusches, **4.** das unterschiedliche Erfahrungswissen, **5.** die unterschiedliche Erkenntnisfähigkeit des Untersuchenden.

Auf dem Wege zur Diagnose kommen Anamnese und körperlicher Untersuchung nicht nur die Aufgabe der Weichenstellung für den nachfolgenden, unverzichtbaren Einsatz des technischen Gerätes zu, sondern beide müssen am Ende dieses Weges, wenn die Befunde der apparativen Untersuchungen bei dem Arzt am Krankenbett zusammenlaufen, zur Kontrolle erneut genutzt werden, um zu prüfen, ob Klinik und apparativer Befund tatsächlich in Einklang stehen oder einander widersprechen. Diese Kontrolle kann nur erfolgen, wenn von Anfang an sorgfältig untersucht wurde, andernfalls muss eine zwanghafte Abhängigkeit von Apparatur und technischem Gerät in Kauf genommen werden. Wenn die Kunst des Fragens, des Tastens, Sehens und Horchens ausgebildet ist, dann wird der Arzt der scheinbaren Unbestechlichkeit des apparativen Befundes als freier Mann gegenüberstehen. Möge das Buch auch in diesem Sinne angenommen und gewertschätzt werden.

Tönning, Oktober 2017   Dr. med. Christian Thomsen

Vorwort zur 1. Auflage 2008

Ärztliche Fähigkeiten der unmittelbaren Krankenuntersuchung werden nicht nur im Examen abverlangt. Sie sind das Fundament für alle Ärzte, die am Krankenbett diagnostizieren.

Über 70 % der Diagnosen in der Inneren Medizin können durch Anamnese und körperliche Untersuchung bestimmt werden. Im Vorfeld einer apparativen Absicherung bilden Anamnese und unmittelbare Untersuchung die Grundlage für eine Diagnostik, die an jedem Ort und zu jeder Stunde einsetzbar ist, sich durch eine kostengünstige, risikolose Anwendung und geringe Störanfälligkeit auszeichnet, zu unmittelbaren, raschen Ergebnissen führt und die durch ihre vielfältigen Wechselwirkungen einen Zugang zu Körper und Seele des Patienten beinhaltet. Dieses Buch beschäftigt sich nur mit der Darstellung der körperlichen Untersuchung. Neben einem kurzen, zur Untersuchung anleitenden Text und der Beschreibung des Normalbefundes zeigt es in einer Bildfolge die ärztliche **Statuspraesens**-Untersuchung, so wie sie z. B. in der Inneren Medizin ausgeführt wird.

Warum ein solcher Bildführer?

1. Er soll die Umsetzung von der Theorie einzelner Untersuchungsschritte in die Praxis erleichtern und zu einem sinnvollen, kompletten Untersuchungsgang anleiten. In Kursen hat der Student Perkussion und Auskultation erlernt, steht er aber allein vor einem Patienten, so fallen der Ablauf und die Ausübung einer kompletten Untersuchung unendlich schwer.

2. Der klinische Anfänger hat nicht das Wissen um die vielen Krankheiten und Syndrome. Er kann nicht – nach einer „minimalen Basisuntersuchung" – durch gezielte Zusatzuntersuchungen die für die Diagnose wichtigen Befunde erheben. Er sollte daher nicht problemorientiert, sondern vollständig, rasterartig, standardisiert untersuchen, um auch ohne jahrelange Erfahrung die für die Diagnose wichtige klinische Information zu erhalten.

3. Viele Lehrbücher der Krankenuntersuchung sind durch die Vielzahl der geschilderten Griffe und Verfahren aus allen klinischen Fächern so umfangreich, dass die Übersicht verloren geht.

Sicher lässt sich über zusätzliche Techniken der unmittelbaren Untersuchung oder über die Entbehrlichkeit gewisser Schritte bei einer vollständigen körperlichen Routineuntersuchung streiten. Es waren klinische Lehrer in Deutschland und England, deren Sorgfalt bei der Untersuchung mich nachhaltig beeindruckte und mir den Mut zur Erstellung des Buches gab.

Durch das Erlernen der unmittelbaren Untersuchungsmethoden erwirbt man eine der ganz wichtigen Grundlagen des ärztlichen Berufes! Bei den Untersuchungen sollte neben einem **flüssigen Ablauf** vor allen Dingen auf Folgendes geachtet werden: Was ist normal? Ist zum Beispiel die Hautfarbe des Untersuchten normal, seine Hände, seine Zungenoberfläche, die Farbe seiner Konjunktivalsäcke, der Auskultationsbefund von Herz und Lunge? Das vorliegende Buch konzentriert sich vorwiegend auf den Untersuchungsablauf und den Normalbefund, an ausgesuchten Stellen geht es auf Krankheitsprozesse ein. In diesem Sinne ist es kein klinisch-differentialdiagnostisches Kompendium, sondern ein Leitfaden zur Überprüfung des **Status praesens**, zur allgemeinen Anamnese- und Untersuchungstechnik, ein Buch über **ärztliches Handwerk**. Die Wurzeln dieses Handwerks, das gerade gut 200 Jahre alt ist, werden in einem kurzen **geschichtlichen Überblick** am Ende des Buches dargestellt. Seit gut 100 Jahren werden die ärztlichen Fähigkeiten am Krankenbett herausgefordert von einer apparativen Diagnostik. Durch die Darstellung des historischen Prozesses, in dem apparativer Gewinn und handwerklicher Verlust deutlich werden, kann die **Medizinhistorie** dazu beitragen, wichtiges diagnostisches Rüstzeug, ärztliche Fähigkeiten am Krankenbett, zu erhalten.

Chesterfield, Juli 2008   Dr. med. Christian Thomsen

Inhaltsverzeichnis

1 Anamneseerhebung

Die Anamnese wird erhoben, um möglichst viele krankheitsrelevante Informationen zu erhalten: im direkten Gespräch mit dem Patienten (Eigenanamnese) oder auch indirekt (Fremdanamnese), z. B. durch ein Gespräch mit betroffenen Angehörigen bei Bewusstseinsstörung des Patienten. Eine umfassende Anamnese dauert für den Geübten ungefähr 20 Minuten und führt zusammen mit der körperlichen Untersuchung (Dauer nicht viel mehr als zehn Minuten) in mindestens 70 % der Fälle zur richtigen Diagnose. Formulieren Sie offene Fragen (z. B. „Was führt Sie her?"), um durch die freie Schilderung des Patienten zu erfahren, was ihm am wichtigsten ist (Nachteil: evtl. weitschweifige Antworten). Stellen Sie danach gezielte Fragen, um zu sondieren und das Gespräch in eine bestimmte Richtung zu lenken (z. B. „Und was passierte dann?") und zu katalogisieren (z. B. Schmerzanalyse). Vermeiden Sie Suggestivfragen (z. B. „Schweißausbruch und Übelkeit haben Sie wohl nicht dabei gehabt?"). Alle wichtigen anamnestisch erhobenen Daten werden prägnant dokumentiert (z. B. nach dem Patientengespräch in einen standardisierten Anamnesebogen eingetragen) einschließlich Zeitpunkt der Anamneseerhebung sowie Namen von Arzt und Patient. (Teil-)Diagnosen, die der Patient mitteilt, werden entsprechend gekennzeichnet (z. B. durch Zitat-Anführungsstriche: „1993 kein Geschwür festgestellt"). Die im Folgenden aufgezeigte Struktur der Anamneseerhebung ist nur eine von vielen möglichen:

Allgemeine Patientendaten

Entnehmen Sie dem Krankenblatt Name, Alter, Beruf, Datum der Aufnahme in die Klinik. Begrüßen Sie den Patienten, stellen Sie sich vor und treten dabei an die rechte Seite (klinische Tradition) des Krankenbetts.

Aktuelle Symptome

Beginnen Sie das Anamnesegespräch mit offenen Fragen (z. B. „Welche Beschwerden haben zur Einweisung ins Krankenhaus geführt?" oder „Mit welchen Beschwerden sind Sie hierhergekommen?") und beurteilen Sie die Dringlichkeit von Diagnostik/Therapie, um bei einem Notfall das Gespräch (vorerst) auf ein notwendiges Minimum abzukürzen.

Fragen Sie anschließend gezielt nach:

- Entwicklung der aktuellen Symptome: z. B. „Wann fing es an?" „Wie war der Beginn?" (langsam zunehmend oder plötzlich) „Wie lange andauernd?" „Haben Sie es zuvor schon einmal gehabt?" „Wie häufig?",
- Lokalisation (Punctum maximum, Ausstrahlung), Charakter (z. B. dumpf, stechend, kolikartig) und Stärke von Schmerzen (Fernsehen möglich?, nachts davon aufgewacht? Einschätzung auf einer visuellen Skala von 1 bis 10) sowie deren Begleiterscheinungen (z. B. Fieber, Schwitzen, Übelkeit, Erbrechen) und beeinflussende Faktoren (Besserung/Verschlechterung je nach Körperlage, Speise, Tageszeit, Medikamente usw.).

Funktionell zusammengehörende Organsysteme

Erfragen Sie systematisch weitere Symptome, um nichts zu übersehen, was relevant sein könnte.

Lunge:
- Husten/Atemnot/Brustschmerz? Wann? Wie oft?
- Sputum? Farbe? Menge?

Herz-Kreislauf-System:
- Atemnot/Brustschmerz? Bei Belastung („Nach wie vielen Treppen?") oder in Ruhe?
- Nächtliches Wasserlassen? Wie oft?
- Anschwellen der Beine?

- Luftnot beim flachen Liegen? Bluthusten?
- Herzrasen? Schwitzen (Hitzeintoleranz)/Frieren (Kälteintoleranz)?
- Schwindel? Schwarzwerden vor Augen? Bewusstlosigkeit?
- Gehstrecke: „Machen Sie Ihre Einkäufe selbst?" „Müssen Sie zwischendurch stehen bleiben? Wie oft?"

Magen-Darm-Trakt, Leber/Galle:
- Bauchschmerzen?
- Appetit? Durst? Gewichtsverhalten?
- Sodbrennen? Übelkeit? Erbrechen?
- Meiden/Unverträglichkeit von Speisen?
- Stuhl: Farbe, Konsistenz, Häufigkeit, Menge, Blut-, Schleimbeimengung?
- Wann das letzte Mal abgeführt? Gehen Winde ab?
- Gelbsucht durchgemacht?

Urogenitaltrakt:
- Urin: Farbe, Menge, Geruch?
- Wasserlassen: Häufigkeit, Nachtropfen, Startschwierigkeit, schwacher Strahl, Schmerzen/Brennen (vorher, während oder nach dem Wasserlassen?)?
- Ausfluss, Geschlechtskrankheiten?
- Bei Frauen zusätzliche gynäkologische Anamnese:
  - Menstruation, letzte Regel, Klimakterium, Geburten, Aborte, Kontrazeption?

Nervensystem:
- Schlafstörung? Kopfschmerzen? Schwindel?
- Bewusstseinsverlust? Erinnerungsvermögen?
- Krampfanfälle?
- Muskelschwäche? Lähmungen? Taubheitsgefühle, Kribbeln, Nadelstechen?

Gerinnungssystem:
- Erhöhte Blutungsneigung („leicht und häufig blaue Flecke oder Nasenbluten")?

Medikamentenanamnese:

- Z. B. Abführ-, Schlaf-, Schmerzmittel? Welche regelmäßig und in welcher Dosierung?
- Alkohol-, Nikotin-, Drogenkonsum
    - wenn ja, was und wie viel? Seit wann Karenz?

Immunologie:
- Allergie?
- Impfungen?

Reiseanamnese:
- Auslandsaufenthalt?

Sonstiges:
- Tierkontakt
- Arbeitsanamnese (z. B. Noxen, Schichtdienst)?

Vorgeschichte
- Erkrankungen: Infektionskrankheiten (z. B. Tuberkulose, Hepatitis), Diabetes mellitus, Malignom, Psychose, Kinderkrankheiten?
- Krankenhaus-, Kuraufenthalte?
- Operation?
- Unfälle, Kriegsverletzung?

Familienanamnese

– Eltern, Geschwister: erbliche Erkrankung und Erkrankungen mit genetischer Disposition, Todesursache, Suizid?

Sozialanamnese

– Je nach Krankheitsrelevanz kurz oder ausführlich:
    – Verheiratet? Kinder?
    – Probleme/spezielle Sorgen, die Sie gerne ansprechen möchten?
    – Machen Sie Ihren Beruf gern? Gibt Ihnen Ihr Partner ein Gefühl von Glück und Zufriedenheit oder Sorgen?

2 Körperliche Untersuchung

Die körperliche Untersuchung beruht im Wesentlichen auf Inspektion, Palpation, Perkussion und Auskultation. Sie sollte möglichst immer in einer bestimmten standardisierten systematischen Abfolge durchgeführt werden.

Vorgeschlagen wird folgender **Ablauf der Kopf-bis-Fuß-Untersuchung** (siehe Abbildungen des Bildführers):

- Hand/Arm/Achsel (Abb. 6.2–6.4),
- Hals/Kopf (Abb. 6.5–6.19),
- Rücken/Thorax hinten, Thorax vorn (Abb. 6.20–6.31),
- Abdomen (Abb. 6.32–6.37),
- Bein/Fuß (Abb. 6.38–6.40),
- Nervensystem, von unten nach oben (Abb. 6.41–6.51),
- Rektal (Abb. 6.52).

Als **Utensilien/Instrumentarien** sind erforderlich:

- Mundspatel,
- Taschenlampe, die möglichst gut fokussiert,
- Geruchsproben (z. B. Aroma-Teebeutel),
- Wattebausch/Tupfer,
- Stimmgabel,
- Stethoskop mit Trichterteil (für tiefe Frequenzen) und Membranteil (für höhere Frequenzen),
- Bandmaß (für Umfangsmessung, z. B. von Extremitäten, Hals, Thorax, Bauch),
- Reflexhammer, möglichst schwer (reproduzierbarerer Befund bei „Fallenlassen" aus definierter Höhe als bei subjektiv gleicher Schlagstärke) und mit spitzem Griffende oder eine Nadel beinhaltend (für Fremdreflexe),
- Blutdruckmessgerät,
- Fingerling/Einmalhandschuh, Vaseline.

Um pathologische Befunde auf der Haut zu markieren, können Sie z. B. einen Fettstift verwenden.

3 Befunderhebung

3.1 Allgemeine Befunderhebung

Bereits mit der Begrüßung des Patienten beginnt die körperliche Untersuchung. Während des Anamnesegesprächs sind beurteilbar:
- Allgemeinzustand, Ernährungszustand/Fettverteilung,
- Haut: Farbe (z. B. Ikterus, Zyanose), Feuchtigkeit (feucht/trocken), Temperatur (kalt/warm), Turgor (vermindert?), Verschieblichkeit (vermindert?), Effloreszenzen (z. B. Pigmentanomalie),
- Geruch: z. B. Foetor exore,
- Körperhaltung (z. B. Lähmung, Schonhaltung), Mimik (z. B. Hypomimie), Bewegung (z. B. Tremor, Faszikulieren, Ataxie), Sprechen (z. B. Dysarthrie),
- Bewusstsein: z. B. Orientiertheit, Aufmerksamkeit, Vigilanz (z. B. Somnolenz),
- Atmung (z. B. Dyspnoe).

Jeder erhobene Befund wird möglichst präzise dokumentiert. Hierzu gehören:
- Lokalisierung: Verwendet werden z. B. anatomische Orientierungslinien (z. B. thorakal: Medioklavikularlinie, mittlere, vordere und hintere Axillarlinien usw.), Felder (z. B. abdominal: Epigastrium) bzw. Regionen (z. B. abdominale Quadranten) oder Höhenzuordnung z. B. zu einem bestimmten Wirbelkörper,
- Größe, Farbe (Glasspatelprobe: wegdrückbares Erythem?), Form, Temperatur (z. B. warm?), Rand- und Oberflächenbeschaffenheit einer Effloreszenz bzw. eines Tumors sowie Konsistenz (derb/weich/fluktuierend), Verschieblichkeit und Pulsation eines Tumors (mit Lymphknotenstatus),
- Dolenz (z. B. bei Berührung, Druck).

3.2 Spezielle Befunderhebung

3.2.1 Lunge

Durch **Inspektion** können Atmung (z. B. Tachypnoe, Bauchatmung) und Thorax (Form, atemabhängige Bewegung) beurteilt werden. Auch die Hautfarbe (z. B. zentrale Zyanose) kann pulmonale Hinweise geben.

Durch **Palpation** werden u. a. die inspektorisch erhobenen thorakalen Befunde (z. B. Atemexkursionen) näher untersucht sowie der Stimmfremitus (s. u.) beurteilt.

Bei der **Perkussion** entstehen je nach Luftgehalt (Schwingungsfähigkeit) des perkutierten Gewebes (Eindringtiefe bis 5 cm) unterschiedliche Schallqualitäten. Bei der vergleichenden Perkussion (indirekt und laut) wird der erzeugte Klopfschall (KS) korrespondierender Stellen rechts- und linksthorakal bei stets gleicher Stärke des Anschlags miteinander verglichen und beurteilt. Bei der Grenzperkussion wird durch indirekte leise Perkussion der Grenzbereich von wenig lufthaltigem Gewebe gegen lufthaltiges Gewebe erfasst, im Rahmen der pulmonalen Untersuchung die Lungen-Leber-Grenze (siehe Bildführer Abb. 6.26.2) und die atemabhängige Verschieblichkeit der unteren Lungengrenzen (siehe Bildführer Abb. 6.21.1).

Der **Klopfschall** wird beurteilt nach:
- Lautstärke: leise/laut,
- Dauer: lang/kurz,
- Frequenz: tief/hoch,
- Klang: tympanitisch/nicht tympanitisch.

Die Sprache der Klinik fasst zusammen und kürzt ab:
- **sonor:** laut, lang, tief; physiologischer pulmonaler KS,
- **hypersonor** (Schachtelton): lauter, länger, tiefer als sonor; pathologischer pulmonaler KS bei erhöhtem Luftgehalt (z. B. Emphysem, Asthma, Pneumothorax),

– **gedämpft** (abgeschwächt): *absolut* (leise, kurz, hoch) als physiologischer KS über der Hüfte (Schenkelschall) sowie über Herz und Leber im Bereich der absoluten Leber- und Herzdämpfung (siehe Bildführer Abb. 6.26.2 und Abb. 6.29.1), als pathologischer KS über Lungenarealen verringerten Luftgehalts (z. B. Infiltrat, Atelektase, Pleuraerguss); *relativ* (ebenfalls leiser, kürzer, höher als sonorer KS, aber nicht ganz so leise, kurz, hoch wie absolut gedämpfter KS) als physiologischer KS im Grenzbereich zwischen lufthaltigen und nichtlufthaltigen Organen (relative Leber- und Herzdämpfung), als pathologischer pulmonaler KS im Grenzbereich zu minderbelüfteten Lungenarealen,
– **tympanitisch:** laut und klangähnlich (Schwingung aus Grundton und harmonischen Obertönen); physiologisch über lufthaltigen Abdominalorganen.

Durch seitenvergleichende **Auskultation** werden die Atemgeräusche (AG) und evtl. vorhandene Nebengeräusche beurteilt.

Atemgeräusche
– **vesikulär** (alveolärer Ursprung):
  – leises, tiefes, brausendes AG; Dauer: ohne Unterbrechung während der gesamten Inspiration sowie nur kurz in der Exspiration,
  – physiologisches AG (am besten hörbar dorsal gerade über dem Zwerchfell), besonders laut bei tiefer Atmung und bei Kindern (pueriles AG).
– **bronchial** (bronchialer Ursprung):
  – hohes, lautes AG (Klang ähnlich wie ein scharfes lautmalerisches „ch") ähnlich dem physiologischen AG über der Trachea (Trachealatmung; etwas tiefer frequent als Bronchialatmung),
  – Dauer: Inspiration und nach einer kleinen Pause in der Exspiration, **pathologisches AG** (die in den Bronchien entste-

henden Schallerscheinungen werden normalerweise von dem umgebenden lufthaltigen Lungengewebe abgeschwächt und aufgehoben), z. B. bei Infiltration (siehe Synopsis).

- **bronchovesikulär** (Mischung aus vesikulärer und tracheobronchialer Atmung)
  - verstärkter (lauter) und verschärfter (länger im Exspirium) als das vesikuläre AG,
  - physiologisch beidseitig im Bereich des oberen Sternums und der oberen Brustwirbel sowie bei Kindern (pueriles AG, beidseitig),
  - pathologisch einseitig (z. B. bei beginnender Infiltration) auch als auskultatorisch verlängertes Exspirium bezeichnet (zu unterscheiden von einer sichtbar verlängerten Exspiration bei Asthma bronchiale).
- **amphorisch**
  - tiefes, hohles AG, als wenn man über die Mündung einer Flasche bläst, pathologisch (über Kavernen, evtl. bei Pneumothorax).

Nebengeräusche sind pathologisch und überlagern das AG. Unterschieden werden zwei Gruppen:
1. Rasselgeräusche (RG)
   - **Trockene RG** entstehen bei verengten Atemwegen (Mukosaödem oder Bronchospasmus) durch schwingende visköse Sekrete in den kleinen Atemwegen (Giemen, klingt wie Pfeifen/Piepen) und in den großen Bronchien (Brummen, klingt wie Schnurren/Brummen). Sie sind am deutlichsten hörbar in der Exspiration.
   - **Feuchte RG** entstehen durch Verwirbelung flüssiger Sekrete (Platzen von Luftbläschen), z. B. entzündliches Sekret, Ödemflüssigkeit. Sie sind am lautesten hörbar am Ende der Inspiration. Je nach Frequenz werden sie eingeteilt in:
   - *kleinblasig* (hoch): Entstehung in kleinen Bronchien (z. B. Pneumonie); Klang wie ein Büschel Haare, das man zwi-

schen Daumen und Zeigefinger vor dem eigenen Ohr hin und
her dreht (zu unterscheiden von Entfaltungsknistern, das
nach einem Hustenstoß verschwindet),
– *mittelblasig* (mittel): Entstehung in mittleren Bronchien (z. B.
Bronchitis),
– *großblasig* (tief): Entstehung in großen Bronchien (z. B. Lun-
genödem, Bronchiektasie).

Weiter unterteilt werden die feuchten RG nach ihrem Klang in:
– *nicht klingend* (ohrfern): Entstehung in den Bronchien einer
lufthaltigen Lunge (z. B. kleinblasige nicht klingende RG bei
Lungenstauung),
– *klingend* (ohrnah): Entstehung in den Bronchien eines infilt-
rierten, d. h. luftleeren, aber nicht durch Bronchusverschluss
kollabierten Lungenbezirks (z. B. kleinblasig klingende RG
bei Pneumonie).
2. Reibegeräusche (Pleurareiben)
– **Pleurareiben:** ohrnahes atemsynchrones pleurales Reibegeräusch bei Pleuritis fibrinosa sicca, gleich laut in Inspirium und
Exspirium, diskontinuierlich, Klang ähnlich dem Lederknarren
neuer Schuhe.

Zusätzlich werden der **Stimmfremitus** (thorakale Palpation von Vibrationen, während der Patient mit normal lauter tiefer Stimme „99"
sagt) und die **Bronchophonie** (pulmonale Auskultation, während
der Patient hoch zischend „66" flüstert) untersucht. Über Arealen
mit reinem bronchialem AG ist der Stimmfremitus verstärkt und die
Bronchophonie positiv (scharfe und klare Konsonanten und Vokale
auskultierbar; über der normalen, lufthaltigen Lunge dagegen negativ).

Die Dokumentation der pulmonalen Befunde sollte objektiv und re-
produzierbar ohne Interpretation erfolgen mit topographischer Zuordnung zum betroffenen Lungenfeld (apikal/mittel/basal, ventral/

dorsal, rechts/links). Klinisch häufig verwendete Bezeichnungen wie bronchitische RG (gleichzeitiges Vorliegen trockener und feuchter RG bei Bronchitis), pneumonische RG (feuchte RG bei Pneumonie) und spastische RG (trockene RG bei bronchialer Obstruktion) sollten zur Befundbeschreibung vermieden werden, da sie direkt auf Diagnosen hinweisen und differentialdiagnostische Überlegungen einschränken.

Atemgeräusche (vesikulär und bronchial)

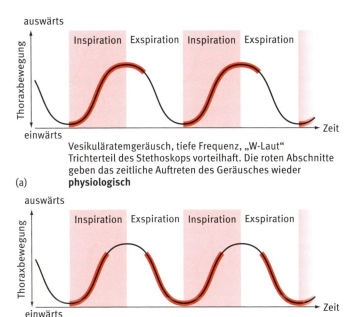

(a) Vesikuläratemgeräusch, tiefe Frequenz, „W-Laut"
Trichterteil des Stethoskops vorteilhaft. Die roten Abschnitte
geben das zeitliche Auftreten des Geräusches wieder
physiologisch

(b) Bronchialatemgeräusch
„Chi-Laut", Membranteil des Stethoskops vorteilhaft.
pathologisch
(tritt auf bei Infiltrat, Atelektase mit offenem Bronchus,
Kaverne, dünner Pleuraerguss)

Abb. 3.1: (a) Vesikuläratemgeräusch, tiefe Frequenz ~ 600 Hz, „W-Laut",
Glockenteil des Stethoskops vorteilhaft. Die roten Kurvenabschnitte
geben das zeitliche Auftreten des Geräusches schematisch wieder.
(b) Bronchialatemgeräusch, hohe Frequenz ~500–4000 Hz, „Chi-Laut",
Membranteil des Stethoskops vorteilhaft. Die roten Kurvenabschnitte
geben das zeitliche Auftreten des Geräusches schematisch wieder.

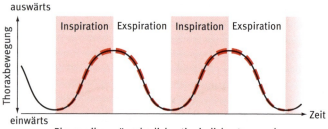

Pleurareibegeräusch, diskontinuierlich, atemsynchron, ohrnahe oft crescendo am Ende der Inspiration und decrescendo in der Exspiration, „Lederknarren", oft nur flüchtig, pathognomonisch für Pleuritis sicca

Abb. 3.2: Pleura-Reibegeräusch.

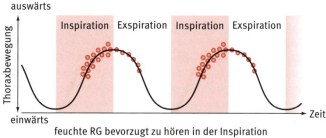

feuchte RG bevorzugt zu hören in der Inspiration
Stauung, Lungenoedem, klingend: Pneumonie

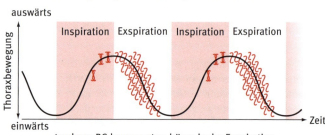

trockene RG bevorzugt zu hören in der Exspiration
SH Schwellung, Obstruktion, Bronchialsekret, Bronchitis

Abb. 3.3: Nebengeräusche.

Synopsis klinischer Zeichen bei Lungenerkrankungen

Tab. 3.1: Synopsis klinischer Zeichen.

Physikalischer Zustand	Diagnose	Inspektion
normale, lufthaltige Lunge		gleichmäßige Thorax-Ausdehnung bei Einatmung, dabei symmetrische Bauchvorwölbung
verminderter Luftgehalt, totale Infiltration	Pneumonie	Tachypnoe, flache Atmung, Atemhilfsmuskulatur
verminderter Luftgehalt, partielle Infiltration	beginnende Bronchopneumonie	Husten
interstitielle Infiltration	atypische Pneumonie (Diskrepanz zwischen unauffälligem klinischen Befund, aber auffälligem Röntgenbefund: milchglasartige Verschattung)	trockener Reizhusten
verminderter Luftgehalt bei Bronchialverschluss	Okklusionsatelektase	einseitiges Nachziehen bei der Einatmung, evtl. Einziehung
verminderter Luftgehalt bei Kompression, aber offener Bronchus, z. B. dünner Pleuraerguss	Kompressionsatelektase	einseitiges Nachziehen bei der Einatmung, evtl. Einziehung
Tracheobronchitis viral (im Verlauf oft bakterielle Sekundärinfektion)	akute Bronchitis	schmerzhafter Husten, zäher, glasiger Auswurf

Tab. 3.2: Synopsis klinischer Zeichen.

Palpation Stimmfrem. (SF)	Perkussion	Auskultation Atemgeräusch (AG) Nebengeräusch (RG)	Bronchophonie
gleichmäßige Ausdehnung bei Einatmung SF normal	sonorer KS, Lungen-grenzen an normaler Stelle, paravertebral ca. 11. BWK, normal verschieblich, ca. 5 cm	vesikulär	negativ
SF verstärkt	KS-Dämpfung	bronchial feuchte, klingende RG	positiv
SF normal, evtl. verstärkt	evtl. KS-Dämpfung	verlängertes Exspirium oder bronchovesikulär, feuchte und/oder trockene RG	evtl. positiv
SF normal	Sonorer KS	vesikulär, wenige feuchte RG	negativ
SF aufgehoben	KS-Dämpfung	aufgehoben	negativ
SF evtl. verstärkt	KS-Dämpfung	bronchovesikulär bis bronchial	positiv
SF normal	sonorer KS	vesikulär bis bronchovesikulär, trockene RG	negativ

Tab. 3.3: Synopsis klinischer Zeichen.

Physikalischer Zustand	Diagnose	Inspektion
vermehrter Luftgehalt, anfallsartige Bronchialobstruktion	Asthma bronchiale im Anfall	exspiratorische Luftnot, exspiratorischer Stridor, verlängerte Ausatemphase Atemhilfsmuskulatur aktiv
funktionelle Störung der Bronchialschleimhaut	chronische Bronchitis*	Husten und Auswurf
strukturelle Störung, vermehrter Luftgehalt distal der bronchioli respiratorii	Emphysem	Fassthorax
Eindringen von Luft in den Pleuralraum, nach z. B. Hustenstoß mit Platzen einer subpleuralen Emphysemblase, oft ventilartig mit Spannung	Spontan-/Spannungs- pneumothorax	Luftnot, Zyanose, einseitig vorgewölbtes Abdomen
Flüssigkeit im Pleuraraum	Pleuraerguss	einseitiges Nachziehen der betroffenen Seite
narbige, dicke, fibröse Verwachsung der Pleurablätter nach Pleuritis exsudativa	Pleuraschwarte	verminderte Atemexkursion

* WHO-Definition 1966: Husten und Auswurf an den meisten Tagen während mindestens je drei Monaten an zwei aufeinanderfolgenden Jahren, chronische Bronchitis oft vergesellschaftet mit obstruktiver Ventilationsstörung und unterschiedlich ausgeprägtem Emphysem: COPD, COLD.

Tab. 3.4: Synopsis klinischer Zeichen.

Palpation Stimmfrem. (SF)	Perkussion	Auskultation Atemgeräusch (AG) Nebengeräusch (RG)	Bronchophonie
	hypersonorer KS	leises vesikuläres AG, trockene RG,	
SF normal	sonorer KS	meist vesikulär, trockene RG, bei Infekt auch feuchte RG und bronchovesikuläres AG	negativ
verminderte Thoraxausdehnung, SF normal	hypersonor KS	leises vesikuläres AG	negativ
SF aufgehoben	hypersonor KS	sehr leises AG mit amphorischem Beiklang	negativ
SF aufgehoben	KS-Dämpfung	AG abgeschwächt oder aufgehoben, oberhalb des Ergusses Zone mit Bronchialatmung	negativ, oberhalb positiv
SF normal	KS-Dämpfung	AG abgeschwächt	negativ

3.2.2 Herz-Kreislauf-System

Durch **Palpation,** evtl. auch durch **Inspektion,** sind Gefäßpulsationen (kompletter Pulsstatus/Jugularvenenpuls, Pulsus paradoxus? Einflussstauung? Kussmaul-Zeichen?), Herzspitzenstoß (hebend? verbreitert? verlagert?) und evtl. andere kardiale Pulsationen (z. B. rechtsventrikulär bei Ventrikelseptumdefekt mit Herzbuckel) zu beurteilen. Eventuell vorhandene laute Herzgeräusche sind palpatorisch als Schwirren (Vibrationen ähnlich dem Schnurren einer Katze) wahrzunehmen. Auch extrathorakale Befunde können klinische Zeichen für kardiovaskuläre Erkrankungen sein: z. B. Knöchelödem für Herzinsuffizienz, Osler-Knötchen für subakute Endokarditis, Mitralgesicht mit bläulichroten Wangen für Mitralklappenstenose, Zyanose/Trommelschlegelfinger für Herzvitium mit Rechts-Links-Shunt (mit typischer Hockstellung bei Fallot'scher Tetralogie), umschriebene Blässe/Kälte/trophische Störung für periphere arterielle Verschlusskrankheit und umschriebene Schwellung/Überwärmung/trophische Störung für chronisch-venöse Insuffizienz (DD des Ulcus cruris: siehe Tab. 3.6).

Durch **Grenzperkussion** werden die relative und absolute Herzdämpfung (z. B. bei Pericarditis exsudativa/Perikarderguss verbreitert zusammen mit auskultatorisch leisen Herztönen, bei Aneurysma der aszendierenden Aorta parasternal rechts oben, im Bereich des Gefäßbandes, deutlich nach rechts verbreitert) zur Einschätzung der Herzgröße ermittelt.

Auskultiert werden Gefäße (Strömungsgeräusch?), z. B. die Karotiden, sowie das Herz.

Durch die **Auskultation des Herzens** (definierte Auskultationspunkte entsprechend Punctum maximum/Schallfortleitung: (siehe Bildführer Abb. 6.30.1) werden Herzrhythmus (z. B. Pulsdefizit?), Herztöne (Dauer ≤ 0,1 s) und evtl. vorhandene Herzgeräusche (Dauer > 0,1 s; Frequenz meist > 250 Hz) beurteilt. Der Stethoskoptrichter leitet tiefere Frequenzen besser, der Membranteil höhere. Auch durch veränderte Körperhaltung (nach vorne gebeugtes Sitzen/

Linksseitenlage) und Atemphase (Inspiration/Exspiration) des Patienten lassen sich die auskultatorischen Befunde unterschiedlich wahrnehmen.

Auskultation Herz
(die gerasterten Rahmen geben grob schematisch Töne an)

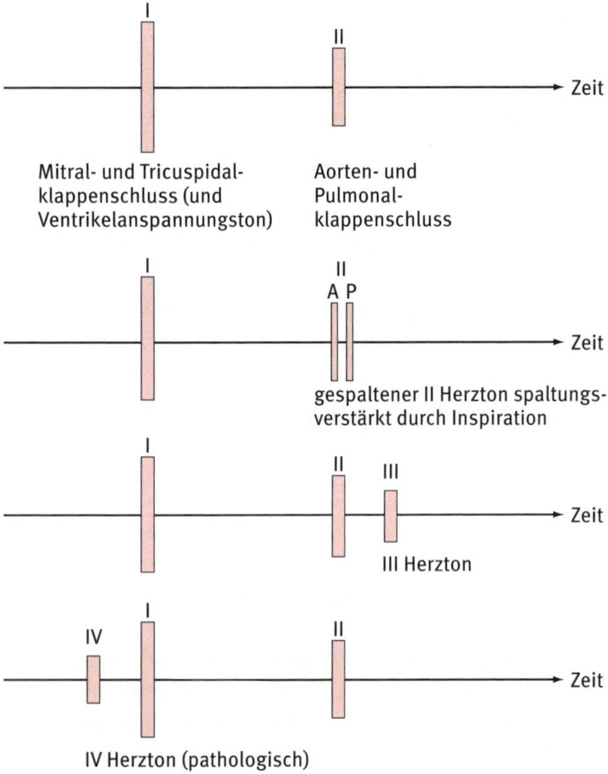

Abb. 3.4: Auskultation des Herzens.

Herztöne

– **Erster Herzton:** entsteht durch den Schluss der Segelklappen (Mitral- und Trikuspidalklappe) und die Ventrikelanspannung bei noch geschlossenen Taschenklappen (Aorten- und Pulmonalklappe) und markiert damit den Beginn der Systole. Er ist dem Punctum maximum/Fortleitungsbereich entsprechend an der Herzspitze lauter hörbar als an der Herzbasis. Die Identifikation wird durch gleichzeitige Palpation des Carotispulses (unmittelbar nach erstem Herzton (siehe Bildführer 6.30.2) erleichtert. Der erste Herzton kann als klinisches Zeichen besonders laut (z. B. bei Auskultation Mitralklappenstenose) oder leise (z. B. bei Mitralklappeninsuffizienz) sein.

– **Zweiter Herzton:** entsteht durch den Schluss der Taschenklappen und markiert das Ende der Systole. Er ist dem Punctum maximum/Fortleitungsbereich entsprechend an der Herzbasis lauter als an der Herzspitze. Die physiologische Spaltung (in Aorten- und Pulmonalklappenschlusston) nimmt inspiratorisch zu. Der zweite Herzton kann als klinisches Zeichen besonders laut (z. B. bei arterieller Hypertonie), leise (z. B. bei Aortenklappenvitium) oder pathologisch weit (z. B. bei Pulmonalklappenstenose), fix (atemunabhängig; z. B. bei Vorhofseptumdefekt) oder paradox (pulmonaler Anteil vor aortalem Anteil; z. B. bei Linksschenkelblock) gespalten sein.

– **Dritter Herzton:** frühdiastolischer ventrikulärer Füllungston, der durch Vibration der Ventrikelwand beim diastolischen Bluteinstrom entsteht und der Fortleitung entsprechend am besten über der Herzspitze niederfrequent hörbar ist. Zusammen mit den Klappenschlusstönen ergibt sich auskultatorisch ein Dreierrhythmus (protodiastolischer Galopprhythmus, auch Dritter-Ton-Galopprhythmus), der physiologisch (z. B. bei Kindern und Jugendlichen) oder klinisches Zeichen (z. B. für Mitralklappeninsuffizienz oder Herzinsuffizienz) sein kann.

– **Vierter Herzton:** präsystolischer Vorhofton, der durch die atriale Anspannung entsteht und daher auskultatorisch am besten hörbar ist bei verlängerter PQ-Zeit im EKG. Zusammen mit den Klappenschlusstönen entsteht auskultatorisch ein präsystolischer Galopprhythmus (Vorhofgalopp), der physiologisch (z. B. bei Kindern und Jugendlichen) oder klinisches Zeichen (z. B. für Herzinsuffizienz) sein kann. Liegt ein dritter und vierter Herzton vor, so entsteht zusammen mit den Klappenschlusstönen auskultatorisch ein Viererrhythmus, der bei erhöhter Herzfrequenz zu einem Summationsgalopp verschmelzen kann.

- **Aorten- und Pulmonalarteriendehnungston:** frühsystolischer hochfrequenter Extraton (ejection click), der durch Bluteinstrom in die Aorta bzw. Pulmonalarterie bei erhöhtem Druck oder Volumen entsteht und als klinisches Zeichen eines Aorten- bzw. Pulmonalvitiums hörbar ist. Mittel- bis spätsystolischer hochfrequenter Extraton (click), der als klinisches Zeichen z. B. bei Mitralklappenprolapssyndrom hörbar ist.
- **Mitralöffnungston:** frühdiastolischer, deutlich vom zweiten Herzton abgesetzter Extraton (opening snap), der als klinisches Zeichen einer Mitralklappenstenose am lautesten links parasternal im 5. Interkostalraum (ICR) hörbar ist (und auf den das diastolische Decrescendo-Herzgeräusch unmittelbar folgt, s. u.).

Herzgeräusche werden nach den folgenden Kriterien charakterisiert:
- Phase des Herzzyklus
  - systolisch: proto-(früh-), meso-(mittel-) oder spätsystolisch oder die gesamte Systole andauernd (holosystolisch),
  - diastolisch: proto-(früh-), meso-(mittel-) oder spätdiastolisch (präsystolisch) oder holodiastolisch,
  - systolisch-diastolisch.
- Lautstärke (nach Levine)
  - 1/6: sehr leise, nur während Apnoe hörbar,
  - 2/6: leise, sofort und auch während der Atmung hörbar,
  - 3/6: mittellaut, ohne Schwirren,
  - 4/6: laut, häufig mit Schwirren,

- 5/6: sehr laut, mit Schwirren,
  - 6/6: Distanzgeräusch (auch ohne Aufsetzen des Stethoskops hörbar), mit Schwirren.
- Zeitlicher Verlauf der Lautstärke (Hüllkurve der Schwingungen)
  - Crescendo,
  - Decrescendo,
  - Crescendo-Decrescendo (spindelförmig),
  - bandförmig (Lautstärke konstant).
- Punctum maximum (p. m.) und Fortleitung, z. B.
  - lautes, mittelsystolisches, spindelförmiges Herzgeräusch mit p. m. 2. ICR parasternal rechts und Fortleitung in beide Karotiden bei Aortenklappenstenose,
  - lautes, holosystolisches, bandförmiges Herzgeräusch mit p. m. 5. ICR Medioklavikularlinie links und Fortleitung in die linke Axilla bei Mitralklappeninsuffizienz.
- Klangbeschreibung, z. B.
  - gießend, blasend, rau (z. B. hochfrequentes holosystolisches Shuntgeräusch des Ventrikelseptumdefekts mit p. m. parasternal links, ohne axilläre Fortleitung).
- Abhängigkeit von Atemphase und Körperlage, z. B.
  - besonders in tiefer Inspiration hörbares hochfrequentes holosystolisches Herzgeräusch bei Trikuspidalklappeninsuffizienz,
  - besonders in vorgebeugter Sitzposition des Patienten hörbares leises, hochfrequentes, frühdiastolisches Decrescendo mit p. m. im 2. ICR parasternal rechts (bzw. am Erb'schen Punkt) und Fortleitung bis zur Herzspitze bei Aortenklappeninsuffizienz (siehe Bildführer Abb. 6.31.1) (vergleiche Abb. 3.5)

Herzgeräusche

Systolisch
spindelförmiges Geräusch

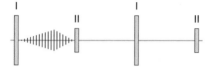

Systolisch
bandförmiges Geräusch

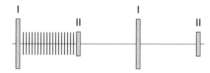

frühdiastolisches
Decrescendogeräusch

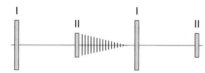

middiastolisches Geräusch

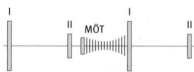

Abb. 3.5: Herzgeräusche.

Herzgeräusche können **organisch** (Stenose, Insuffizienz, Shunt) oder **funktionell** (ohne organische Veränderung) bedingt sein, z. B. infolge erhöhter Flussgeschwindigkeit durch die Herzklappen bei erhöhtem Herzminutenvolumen (Fieber, Hyperthyreose, Anämie usw.)

spindelförmig, niederfrequent, leise, vorwiegend über der Herzbasis oder infolge von Regurgitation als präsystolisches Crescendo vorwiegend über der Herzspitze bei Aortenklappeninsuffizienz (Austin-Flint-Geräusch). Ein häufiges organisches Herzgeräusch ist das der Mitralklappenstenose: mitteldiastolisches Decrescendo (Punctum maximum: Herzspitze) und präsystolisches Crescendo (wenn kein Vorhofflimmern besteht) mit Geräuschverstärkung in Linksseitenlage (siehe Bildführer Abb. 6.31.2 und Abb. 3.5).

Als **akzidentell** werden ätiologisch unklare systolische Herzgeräusche ohne Krankheitswert bezeichnet. Sie kommen besonders bei Kindern und Jugendlichen im Pulmonalareal vor und sind häufig leise und lageabhängig (im Stehen leiser, unter Belastung lauter), aber nie holosystolisch. Das Nonnensausen (systolisch-diastolisch, bandförmig, leise, tieffrequent, p. m. supraklavikulär lateral oder medial des klavikulären Ansatzes des M. sterno-cleidomastoideus) kann funktionell (erhöhte Strömungsgeschwindigkeit, z. B. bei Anämie) oder akzidentell (Kinder, nur im Sitzen oder Stehen hörbar) vorkommen.

Perikardreiben (perikardiales Reibegeräusch), ein klinisches Zeichen der Pericarditis sicca, ist ohrnah klingend, hochfrequent, systolisch und diastolisch (so genanntes Lokomotivgeräusch) mit p. m. meist an der Herzbasis ohne Fortleitung, evtl. nur flüchtig auftretend. Dagegen ist das Lokomotivgeräusch des persistierenden Ductus arteriosus Botalli ein lautes raues kontinuierliches spindelförmiges Shuntgeräusch (systolisches Crescendo und diastolisches Decrescendo) mit p. m. im 2. ICR links und Fortleitung.

Schließlich gehört auch die beidseitige **Blutdruckmessung** zur kardiovaskulären Untersuchung. Zusammen mit der Erhebung des Pulsstatus sowie der Gefäßauskultation können sich so Hinweise (Blutdruckdifferenz/Pulsus differens/Stenosegeräusch) z. B. auf ein dissezierendes Aortenaneurysma, Subclavian-steal-Syndrom, eine periphere arterielle Verschlusskrankheit oder Aortenisthmusstenose ergeben.

Synopsis der Herzgeräusche

Tab. 3.5: Synopsis der Herzgeräusche.

Zeit des Auftretens im Herzzyklus	Punctum maximum	Mögliche Ursachen
spindelförmig systolisch	Aortenklappenareal	Aortensklerose, funktionell
		Aortenklappenstenose
		Aortenaneurysma
		Aortenisthmusstenose
	Pulmonalklappen-areal	akzidentell
		Pulmonalklappen-stenose
		Vorhofseptumdefekt
		Pulmonale Hypertonie
	Herzspitze	ohne Krankheitswert, funktionell
bandförmig systolisch	Herzspitze	Mitralklappeninsuffizienz
		Ventrikelseptumdefekt
		Fallot'sche Tetralogie
	unterer Sternalrand	Trikuspidalklappeninsuffizienz
diastolisch	Herzspitze	Mitralklappenstenose
	Sternalrand	Aortenklappeninsuffizienz

Tab. 3.5 (fortgesetzt).

Zeit des Auftretens im Herzzyklus	Punctum maximum	Mögliche Ursachen
kontinuierlich systolisch-diastolisch	Herzbasis	offener Ductus arteriosus Botalli
		kombinierte Aortenklappenstenose und -insuffizienz
	supraclavikulär	Nonnensausen

Peripherer Status, Arterien, Venen

Haut, Arteriolen, Kapillaren
Die normale Haut ist rosig, warm und trocken, im Schock blass, kalt und schweißig. Die Akrozyanose zeigt eine anlagebedingte Neigung zu zyanotischen, feuchtkalten Extremitäten (Venendilatation, Hyperhidrosis).

Das primäre Raynaud-Syndrom weist eine anlagebedingte Neigung zu anfallsweiser, schmerzhafter arterieller Vasokonstriktion auf, symmetrisch an beiden Händen, ausgelöst durch Kälte oder emotionalen Stress, keine Nekrosen.

Das sekundäre Raynaud-Syndrom befällt die Hände eher asymmetrisch, bei diversen Grunderkrankungen, z. B. Kollagenosen.

Funktionelle Tests deuten auf eine Gefäßpathologie, z. B. Winniwarter-Burger-Syndrom, CRT, capillary refill time: Ein Untersucherspitzgriff übt 5 sec anämisierenden Druck auf eine Fingerspitze des Patienten aus, die in Herzhöhe gehalten wird (um Schwerkraftphänomene der Blutsäule auszuschließen). Nach Loslassen des Griffs soll die Fingerspitze in weniger als 2 sec die Farbe der umgebenden Haut annehmen.

Irisblendenphänomen: Nach anämisierendem Fingerdruck auf einen Hautbezirk nimmt dieser nur langsam von außen nach innen wieder Farbe an, während normalerweise die Hautfarbe rascher und vom Zentrum her zurückkehrt.

Arterien, periphere arterielle Verschlusskrankheit, PAVK

Ursache der PAVK ist in über 90 % der Fälle die Arteriosklerose, und zwar überwiegend in der unteren Extremität.

Die Stadien nach **Fontaine** teilen die Schwere der Störung ein:

I   Beschwerdefreiheit bei Gefäßeinengung, voll kompensiert durch Kollateralen,

II Belastungsschmerz, Claudicatio intermittens,

III ischämischer Ruheschmerz,

IV Nekrose, Gangrän, Ulcus.

Eine grobe Lokalisation ermöglicht der Pulsstatus:
- der Beckentyp mit fehlendem Puls der A. femoralis und weiter distal,
- der Oberschenkeltyp mit fehlendem Puls der A. poplitea und weiter distal,
- der Unterschenkeltyp mit fehlendem Puls der A. dorsalis pedis und A. tibialis posterior.

Die **Ratschow**-Lagerungsprobe testet funktionell:

Der auf dem Rücken liegende Patient hebt beide Beine senkrecht, wobei die Oberschenkel von den Händen des Untersuchers gestützt werden. Der Patient beugt und streckt die Füße im Sprunggelenk über mindestens 2 min. Eine PAVK lässt die Füße abblassen, ermüden, und ischämisch bedingt, schmerzen. Der Gesunde kann in dieser Stellung die Füße über 10 Minuten, ohne Beschwerden, kreisen lassen.

Nach dem Aufsitzen tritt an den hängenden Beinen eine reaktive Hyperämie ein, normalerweise an den Füßen innerhalb von 5 sec, je distaler die Engstelle, desto länger die Zeit bis zur Hyperämie. Die Venen am Fußrücken füllen sich normalerweise innerhalb von 5 sec nach der Hyperämie. Besonders bedeutsam sind Rechts-, Links-Seitenunterschiede.

Ähnliche Teste existieren für die obere Extremität, z. B. als Faustschlussprobe, als Allen-Test oder als Adson-Test, letzterer zur Erkennung einer mechanischen A.-subclavia-Kompression beim Halsrippensyndrom.

Venen

Der Ausdruck Varikose bezeichnet erweiterte, geschlängelte Venen, im engeren Sinn die Venen der Beine.

Anatomisch sind am Bein drei Venensysteme zu berücksichtigen:

1. Die oberflächlichen Venen, liegen epifaszial. Die V. saphena magna zieht vom Innenknöchel aufwärts bis zum Venenstern (Crosse) unterhalb der Leiste, die V. saphena parva vom lateralen Fußrand dorsal im Wadenbereich aufwärts bis zu ihrer Crosse vor der Einmündung in die V. poplitea.
2. Die tiefen Beinvenen leiten ca. 90 % des venösen Rückstroms.
3. Die Perforans-Venen verbinden die oberflächlichen mit den tiefen Beinvenen. Durch eine suffiziente Funktion der Venenklappen fließt das Blut von außen nach innen.

Drei Gruppen von Perforans-Venen sollen hier erwähnt werden:
1. Dodd-Gruppe an der Oberschenkelinnenseite,
2. Boyd-Gruppe an der Unterschenkelinnenseite,
3. Cockett-Gruppe an der Innenseite des distalen Unterschenkels.

Der venöse Rückstrom wird durch verschiedene Pump-, Druck- und Sogeffekte bewerkstelligt, suffiziente Venenklappen sind die Voraussetzung für diesen Rückfluss nach dem Paternoster-Prinzip. Bei krankhafter Beinvenenfunktion ist der venöse Blutrückstrom vermindert.

Dadurch erhöht sich der periphere Venendruck, es kommt zur Varikose. Es steigt das Risiko einer **Thrombophlebitis:** oberflächliche Venenentzündung mit thrombotischer Verlegung der Vene, meist ohne Beinschmerz, verhärteter tastbarer Venenstrang, lokale Entzündungszeichen, kein Ödem der Extremität. Anders bei **tiefer Venenthrombose:** Überwärmung, Schwellung des Beins mit Umfangsdifferenz >3 cm, livide Verfärbung des herabhängenden Beins, Spontanschmerz, bei Husten zunehmend. Zahlreiche diagnostische Zeichen, u. a.: Wadenschmerz bei Fußdorsalflexion (**Homans-Zeichen**), Fußsohlenschmerz bei Druck auf mediale Fußsohle (**Payr-Zeichen**) u. a.

Bei hochakuter, tiefer Venenthrombose im Becken finden sich eine ausgeprägte Schmerzsymptomatik, ein weißes geschwollenes Bein und ein treffender Name dafür: **Phlegmasia alba dolens** (oft nach Parametritis puerperalis). Bei akuter Massenthrombose aller Beinvenen mit gleichzeitiger reflektorischer arterieller Ischämie sind eine schwerste Schmerzsymptomatik und ein tiefblaues, geschwollenes Bein zu sehen, der Name ist treffend: **Phlegmasia coerulea dolens.**

Nach längerem Verlauf zeigt die chronisch venöse Insuffizienz ein Knöchel- und/oder Unterschenkelödem, besonders tagsüber, sowie Dermatosklerose, ockergelbe Pigmentierung, Stauungsekzem, daumenkuppengroße Vorwölbungen über einer Perforansvene, so genannte Blow-out-Stellen und schließlich das Ulcus cruris venosum, bevorzugt lokalisiert über den Perforansvenen der Cockett-Gruppe.

Funktionell lassen sich die Venen klinisch testen:

- **Perthes-Versuch:** Am stehenden Patienten wird eine Beinstau-Binde oberhalb der Varizen angelegt. Umhergehen führt zur Entleerung der vorher prall gefüllten Krampfadern unterhalb der Binde, wenn die tiefen Beinvenen und die Venae perforantes offen sind.
- **Trendelenburg-Versuch:** Der liegende Patient erhält am hochgehaltenen Bein, bei entleerten Varizen, eine Staubinde am Oberschenkel. Wenn nach Aufstehen und Abnahme der Stau-

binde sofort Blut in die Varizen einschießt, und zwar von proximal nach distal, so ist die Mündungsklappe der V. saphena magna insuffizient. Belässt man aber die Staubinde nach dem Aufstehen, und es füllen sich die Varizen unterhalb der Staubinde innerhalb von 15 sec, so sind die Perforans-Venenklappen insuffizient.

Synopsis des Ulcus cruris
Differentialdiagnostisch wichtige Befunde bei lokalisiertem trophischem Substanzdefekt der Haut infolge chronisch-venöser Insuffizienz (Ulcus cruris venosum), peripherer arterieller Verschlusskrankheit (Ulcus cruris arteriosum) und Diabetes mellitus.

Tab. 3.6: Synopsis des Ulcus cruris.

	Ulcus cruris venosum	Ulcus cruris arteriosum	Ulcus cruris diabeticorum
Lokalisation	Innenknöchel (Cockett)	Füße, Zehen	Druckstellen (Exostosen/ Schuhwerk)
Schmerzen	gering	deutlich	schmerzlos
Hauttemperatur	warm	kühl	uncharakteristisch
Fußpulse	vorhanden	abgeschwächt/ aufgehoben	uncharakteristisch
Spezifika	Ödeme, rotbraune Pigmentierung des distalen Unterschenkels, Varikosis	blasse, livide, atrophische, leicht glänzende Haut Nekrose, Gangrän	diabetische Neuropathie (herabgesetzte Sensibilität, herabgesetzte Reflexe)

3.2.3 Abdomen

Die genaue **Analyse** abdominaler **Schmerzen** (Dokumentation: siehe Kapitel 1 Anamneseerhebung) liefert wichtige differentialdiagnostische Hinweise. Bei **viszeralen** Schmerzen, die durch Entzündung oder Dehnung von Hohlorganen (z. B. Gallengänge oder Darm), z. B. bei Cholelithiasis oder Ileus, entstehen, ist der Patient unruhig und kann nicht still im Bett liegen. Er wälzt sich hin und her und möchte „die Wände hochlaufen". Beschrieben wird der Schmerz als dumpf oder kolikartig (wiederholtes Kommen und Gehen), schlecht lokalisierbar, vom oberen Gastrointestinum im Oberbauch, vom Dünndarm im Mittelbauch und vom Kolon im Unterbauch. Der Schmerz kann ausstrahlen (über den viszerokutanen Reflex in die entsprechende Head'sche-Zone, z. B. bei akuter Pankreatitis gürtelförmig in den Rücken und evtl. in die linke Lendengegend sowie bei Beteiligung des Zwerchfells in die linke Schulterspitze) und oft mit vegetativen Begleitsymptomen einhergehen (z. B. Übelkeit, Erbrechen).

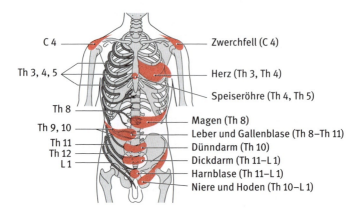

C 4 —— Zwerchfell (C 4)

Th 3, 4, 5 —— Herz (Th 3, Th 4)

Speiseröhre (Th 4, Th 5)

Th 8 —— Magen (Th 8)

Th 9, 10 —— Leber und Gallenblase (Th 8–Th 11)

Th 11 —— Dünndarm (Th 10)

Th 12 —— Dickdarm (Th 11–L 1)

L 1 —— Harnblase (Th 11–L 1)

Niere und Hoden (Th 10–L 1)

Abb. 3.6: Head-Zonen. Projektion von Schmerzen, die von inneren Organen ausgehen, an die Körperoberfläche.

Bei **somatischen** Schmerzen dagegen, die durch Irritation des parietalen Peritoneums, z. B. durch Entzündung (Peritonitis), entstehen, liegt der Patient still. Er nimmt eine körperliche Schonhaltung ein (z. B. bei akuter Pankreatitis Hockstellung mit den Knien im Epigastrium) und vermeidet Bewegungen, atmet flach (Schonatmung) und möchte wegen der atmungsabhängigen Schmerzzunahme am liebsten die Luft anhalten. Der Bauch ist beim Palpieren abwehrgespannt, eventuell bretthart. Der somatische Schmerz ist klarer lokalisierbar als der viszerale und wird als konstanter scharfer/brennender Oberflächenschmerz beschrieben. Beide Schmerzarten können auch nacheinander oder gleichzeitig auftreten.

Klinische Zeichen abdominaler Erkrankungen

- Akute Cholezystitis
  - **Murphy-Zeichen** (meist positiv bei akuter Cholezystitis): druckschmerzbedingtes Sistieren der Atmung bei Gallenblasenpalpation und gleichzeitiger tiefer Einatmung
  - **Mackenzie-Zeichen:** dorsale rechts paravertebrale Hyperalgesie im Bereich der mittleren bis unteren Brustwirbelsäule
- Pankreaskarzinom mit Kompression und Verlegung des Ductus choledochus
  - **Courvoisier-Zeichen:** schmerzlos vergrößerte, palpable Gallenblase bei gleichzeitig bestehendem Ikterus
- Akute Pankreatitis
  - **Grey-Turner-Zeichen:** hämatomartige Flecken im Flankenbereich
  - **Cullen-Zeichen:** periumbilikal hämatomartige Flecken
- Akute Appendizitis
  - **McBurney:** ca. 5 cm von der Spina iliaca anterior superior entfernt auf einer Linie zum Bauchnabel, typischer Schmerzpunkt (bei atypischer Lage des Appendix vermiformis andere Schmerzlokalisation, z. B. suprapubisch bei kaudaler Lage, Lendenschmerz rechts bei lateraler, hoher retrozökaler Lage,

in der linken Fossa iliaca bei Linkslage und im rechten Mittelbauch, evtl. rechten Oberbauch in gravitate),

- **Blumberg-Zeichen:** ileozökaler Schmerz rechts bei kontralateralem Loslassen der eingedrückten Bauchhaut,
- **Loslassschmerz:** wie Blumberg-Zeichen, nur bei ipsilateralem Loslassen
- **Rovsing-Zeichen:** Schmerz in der rechten Fossa iliaca durch palpatorischen Druck in der linken Fossa iliaca und retrogrades Ausstreichen des Dickdarms
- **Douglas-Schmerz** bei rektaler Palpation
- **Psoas-Zeichen:** Schmerzen in der rechten Fossa iliaca durch Streckung im rechten Hüftgelenk in Linksseitenlage; Schmerzen im rechten Unterbauch durch Anheben des rechten Beines gegen Widerstand in Rückenlage.[1]
- **Ileus**
  - sogenanntes metallisches Plätschern (obstruktiver Ileus): auskultatorisch im Gegensatz zu den kurzen Gurrgeräuschen der normalen Darmperistaltik (kurzes wenig klingendes leises Gurren alle 3–5 sec), niederfreqentes Gurgeln, das im Laufe von Sekunden in ein hochfrequentes metallisches Klingen übergeht (Inspektion: Operationsnarbe?/inguinale Palpation: Hernie?),
  - sogenannte Totenstille (paralytischer Ileus): auskultatorisch fehlende Peristaltikgeräusche des Darms (länger als 30 sec an einer Auskultationsstelle, am besten im rechten Unterbauch, verweilen)
- Peritonismus
  - Peritonismus: abdominaler Erschütterungs- und Druckschmerz mit Abwehrspannung

---

1 „If vomiting or distinct nausea precedes pain, the case is not one of appendicitis", Murphy (1857–1916) zitiert nach H. Bailey, S. 300.

– Mesenterialarterieninfarkt
  – sogenannter fauler Friede: klinisches Intervall mit Rückgang der initialen Schmerzen, bevor es zum akuten Abdomen mit Teerstuhl kommt

Leistenhernie, Schenkelhernie

Die genauere klinische Untersuchung einer inguinalen Schwellung erfordert die Kenntnis der topographischen Anatomie. Das Leistenband zieht von der Spina iliaca ant. sup. zum Tuberculum pubicum und stellt die untere Begrenzung des Leistenkanals dar.

Der 4 cm lange Leistenkanal beinhaltet den N. ilioinguinalis und den Samenstrang beim Mann bzw. das Lig. Teres uteri bei der Frau, und er durchzieht die vordere Bauchwand vom inneren Leistenring zum äußeren Leistenring. Dieser liegt gerade oberhalb und medial des tastbaren Tuberculum pubicum. Der innere Leistenring liegt 1,5 cm kranial der Schnittstelle A. femoralis mit dem Leistenband. Die A. femoralis unterkreuzt das Leistenband genau in der Mitte einer Linie Spina iliaca ant. sup. – Symphysenmitte.

Ein Fingerdruck auf den inneren Leistenring verhindert bei Aufrechtstehen und Hustenstoß das Hervortreten der indirekten Leistenhernie, nicht aber der direkten Leistenhernie. Ohne diese Fingerkontrolle kann die indirekte Leistenhernie bis in den Hodensack beim Mann bzw. die große Schamlippe bei der Frau eintreten.

Die direkte Hernie tritt im geraden Verlauf, medial von den epigastrischen Gefäßen, direkt durch eine schwache Stelle der Hinterwand des Leistenkanals in diesen ein und am äußeren Leistenring wieder aus. Die Bruchpforte erlaubt ein rasches Eintreten des Darms beim Stehen, ein leichtes Reponieren und klemmt selten den Darm ein.

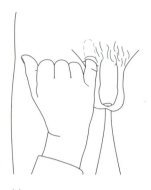

(a)

Bruchpforte:
Anulus inguinalis internus

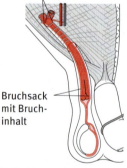

Bruchsack
mit Bruch-
inhalt

indirekt, angeboren

(b)

Bruchpforte:
Fossa inguinalis medialis
(Hesselbach-Dreieck)

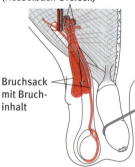

Bruchsack
mit Bruch-
inhalt

direkt, erworben

(c)

Abb. 3.7: (a)–(c): Hernie.

Zusätzlich diagnostisch sichernd kann der kleine Finger an der eingestülpten Hodensackbasis in den schlitzförmigen, äußeren Leistenring eingeführt werden, um am liegenden Patienten bei Hustenstoß die indirekte Hernie an der Fingerspitze zu fühlen oder am Finger seitlich den Impuls der direkten Hernie zu spüren (Abb. 3.7).

Absolute diagnostische Sicherheit zeigt der intraoperative Situs. Die Bruchpforte der indirekten Hernie – der innere Leistenring – liegt lateral der unteren epigastrischen Gefäße, während sich die Bruchpforte der direkten Hernie medial dieser Gefäße befindet.

Die Bruchpforte der Hernia femoralis (Schenkelhernie) liegt in der Lacuna vasorum, und diese Hernie tritt klinisch unterhalb und lateral des pubischen Tuberkels vor, während indirekte und direkte Leistenhernie oberhalb und medial des Tuberkels, d. h. am äußeren Leistenring, durch die Bauchwand austreten.

Schmerzen und ein fixierter, harter Tastbefund sprechen für Einklemmung.

Synopsis akuter abdominaler Schmerzen nach ihrer Lokalisation

Tab. 3.7: Synopsis akuter abdominaler Schmerzen nach ihrer Lokalisation.

Rechter Oberbauch	Epigastrium, unteres Sternum	Linker Oberbauch
– basale Pleuro-pneumonie	– Hiatushernie	– basale Pleuro-pneumonie
– Cholezystitis	– Refluxösophagitis	– Magenulkus
– Choledocholithiasis	– Magenulkus	– Herzinfarkt
– Ulcus duodeni	– Herzinfarkt	– Pankreatitis
– Nephrolithiasis	– Pankreatitis	– Nephrolithiasis

	Periumbilikal	
	– Pankreatitis	
	– Viszeralschmerz von Ileum und Kolon aszendens und transversum, z. B. strangulierte Femoral- oder Inguinalhernie, Mesenterialarterieninfarkt, beginnende Appendizitis, Bauchaortenaneurysmaruptur	

Rechter Unterbauch	Suprapubisch	Linker Unterbauch
– Appendizitis nach ca. 6 Stunden	– Zystitis, Harnverhalt	– **Linker Unterbauch** Sigmadivertikulitis
– Meckel-Divertikel	– Sigmatumor	– M. Crohn
– Ileitis terminalis bei M. Crohn	– inguinal re. bzw. li.: Hodentorsion	– Colitis ulcerosa
– Adnexitis		– Kolontumor
– stielgedrehte Ovarialzyste		– Adnexitis
– rupturierte Extrauteringravidität		– stielgedrehte Ovarialzyste
– Ureterkolik		– Ureterkolik
		– rupturierte Extrauteringravidität

3.2.4 Nervensystem

Die neurologische Untersuchung umfasst die Beurteilung von:
– **Bewusstsein**
– **Hirnnerven**
– **Reflexen**
  – Eigenreflexe (ggf. mit Jendrassik-Handgriff): Abschwächung? Steigerung? Klonus?
  – Fremdreflexe, einschließlich pathologische (z. B. Babinski-, Oppenheim-, Gordon-Zeichen)
– **Motorik**
  – Muskelatrophie?
  – Muskeltonus: normo-, hypo-, hyperton?
  – grobe Muskelkraft: Einteilung in Kraftgrade 0–5
  – Arm- und Beinhalteversuch: zentrale Parese?
– **Koordination** (z. B. Finger-Nase- und Romberg-Versuch): spinale/ zerebellare Ataxie?
– **Sensibilität** (Prüfung bei geschlossenen Augen des Patienten):
  – Schmerz (minimaler spitzer Reiz ohne Verletzungsgefahr; keine Kanüle!): Hyper-/Hyp-/Analgesie?
  – Berührung (Fingerkuppe/Wattebausch): taktile Hyper-/ Hyp-/Anästhesie, Hyperpathie?
  – Temperatur (z. B. wassergefüllte Reagenzgläser): Thermhyp-/Thermanästhesie, Thermhyperpathie?
  – Tiefensensibilität (Propriozeption: Lage-, Bewegungsempfinden)?
  – Vibration (Pallästhesie; vibrierende Stimmgabel auf hautnahem Knochen aufsetzen): Pallhyp-/Pallanästhesie?
  – Stereognosie (Gegenstand ertasten lassen): Astereognosie?
  – Zweipunktdiskrimination (Tastzirkel): Normalerweise sind zwei taktile Reize ab einer Distanz von 2–3 mm (Fingerbeere) bzw. 2–3 cm (Zehen) als solche wahrnehmbar
  – Lokalisationsvermögen der Berührung: Extinktion/Neglect?

– **Neuropsychologie**
  – Aphasie? motorisch (entstellte Laute auf beliebige Frage; Ja-nein-Fragen werden durch Kopfnicken/-schütteln richtig beantwortet) sensorisch (Patient kann auf benannten Gegenstand nicht zeigen), amnestisch (Patient kann gezeigten Gegenstand nicht richtig benennen)
  – Apraxie? z. B. ideatorisch (Unfähigkeit, eine komplexe Handlung zweckmäßig in sinnvoller Reihenfolge durchzuführen bei intakter motorischer Funktion)
  – Agnosie? z. B. visuell (Nichterkennen eines Gegenstands trotz intakter Sehleistung)

3.2.5 Zur neurologischen Diagnostik – anatomische Grundlagen und klinische Zeichen bei Störungen

Nach der Anamnese wird der Status praesens erhoben, siehe Bildführer. Die Sensibilität wird erfragt, bei Verdacht auf eine entsprechende Störung wird speziell untersucht.

Die drei wichtigsten Fragen bei der neurologischen Untersuchung lauten:
– Welche Funktion ist gestört?
– Wo – anatomisch – sitzt die Störung/Läsion?
– Welche Krankheitsursache/Pathologie steckt hinter der Läsion?

Ein kurzer Text und eine teils schematische Bilddarstellung sollen die Neuroanatomie für klinische Zwecke skizzieren und trotz der Kürze des Kapitels eine anatomische Zuordnung einer Läsion ermöglichen. Krankheitsbilder müssen mit Hilfe eines Neurologie-Lehrbuchs erlernt werden. Das folgende Kapitel gliedert sich in sieben Unterkapitel:

I.   Gehirn,
II. Rückenmark,
III. peripheres Nervensystem[2],
IV. vegetatives und autonomes Nervensystem,
V.   Störungen der Sensibilität,
VI. Störungen der Motorik,
VII. Liquor cerebrospinalis.

I. Gehirn

Das Gehirn besteht aus fünf Abschnitten:

1. **Das Endhirn** (Telencephalon) besteht aus den beiden Großhirn-hemisphären, die in der Tiefe durch die Kommissurenfasern des Balkens (Corpus callosum) verbunden sind (Abb. 3.8). Die Hemi-sphärenoberfläche zeigt ein Faltenbild von Wülsten (Gyri) und Furchen (Sulci) (Abb. 3.9).

   Drei Hirnhäute überziehen die Oberfläche in typischer Weise: außen die harte Hirnhaut (Dura mater), innen, den Sulci folgend und in die Furchen hineinziehend, die Blutgefäße führende wei-che Hirnhaut (Pia mater), mittig, über die Furchen hinwegziehend, die Spinngewebshaut (Arachnoidea). Der Raum zwischen den wei-chen Hirnhäuten, also subarachnoidal, ist mit Liquor gefüllt.

   Zwischen den Hemisphären liegt der Längsspalt (Fissura longitu-dinalis cerebri) und zwischen Großhirn und Kleinhirn der Quer-spalt (Fissura transversa cerebri). Die das Gehirn umgebende harte Hirnhaut (Dura mater) zieht lamellenartig in diese beiden Spalten, Hirnsichel (Falx cerebri) longitudinal und Kleinhirnzelt (Tentorium cerebelli) horizontal, ein. Am oberen Rand der Hirnsi-

---

2 Zum peripheren Nervensystem gehören: Hirnnervenkerne, Vorderhornganglien-zellen, spinale Wurzeln, Spinalnerven mit Plexus, periphere Nerven mit motori-scher Endplatte, Teile des vegetativen Nervensystems außerhalb von Gehirn und Rückenmark.

chel verläuft der starre, große venöse Längsblutleiter (Sinus sagittalis superior) (Abb. 3.10).

Jede Hemisphäre besteht aus einem Frontallappen (Stirn), einem Parietallappen (Scheitel), einem Temporallappen (Schläfe), einem Occipitallappen (Hinterhaupt) und der Insel (in der Tiefe der seitlichen Hirnfurche).

Zum Endhirn gehören:

a) die graue, mehrere Zellschichten dicke Rindensubstanz (Cortex). Man unterscheidet sog. Rindenfelder mit spezifischer Funktion:
   – motorische Rindenregion (Willkürmotorik) im Gyrus praecentralis, Ursprung der Pyramidenbahn,
   – Körperfühlregion (Schmerz, Temperatur, Berührung) im Gyrus postcentralis,
   – motorisches Sprachzentrum (Broca) im Rindenbereich caudal, frontal des Gyrus praecentralis (Gyrus frontalis inferior der dominanten Hirnhälfte),
   – Sehrinde, im Bereich des Sulcus calcarinus, occipital,
   – Hörrinde (Heschl'scher Gyrus) in der oberen Temporalwindung,
   – Rindenzentrum des Riechens an der Spitze des Temporallappens,

b) die weiße Substanz der markhaltigen Fasern, sensible und motorische Bahnen, Assoziationsfasern, Kommissurenfasern,

c) die Basalganglien, oberste Zentren der Extrapyramidalmotorik (Muskeltonus, z. B. M. Parkinson),

d) das Riechhirn: Bulbus und Tractus olfactorius,

e) die Seitenventrikel.

2. **Das Zwischenhirn** (Diencephalon) ist um den 3. Ventrikel herum gelegen, d. h. zwischen den beiden Hemisphären des Endhirns. Das Dach des 3. Ventrikels bildet der Plexus choroideus, beidseits seitlich liegt das Thalamuskerngebiet, bodenwärts, frontal die Sehnervenkreuzung (Chiasma opticum) und caudal die hypothalamische Region mit der Hypophyse (neuronal und hormo-

nell verzahnte Steuerung wichtiger Körperfunktionen: Hypothalamus-Hypophysen-System). Hier sind die obersten Zentren des autonomen Nervensystems lokalisiert: Wasser-, Wärme-, Kreislauf-, Appetit-, Schlafregulation.

Der Thalamus ist die wichtigste subkortikale Schalt- und Integrationsstelle der Sensibilität (Temperatur - und Schmerzempfinden) sowie der Seh- und Hörfunktion. Er verknüpft dieses afferente Reizspektrum mit unbewussten Gefühlen, wie Lust, Unlust, Schmerz, Angst, und er leitet weiter, durch den Stabkranz (Corona radiata) zu den Feldern der Hirnrinde, er ist somit das Tor zum Bewusstsein.

Im Randgebiet zwischen Großhirn und Hirnstamm befindet sich das **limbische System**, bestehend aus Kerngebieten, z. B. Mandelkern (corpus amygdaloideum), und Faserzügen, z. B. Cingu-

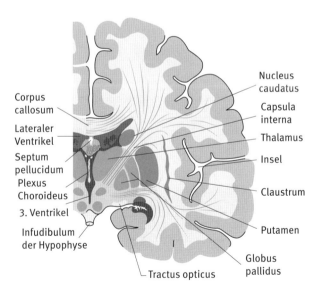

Abb. 3.8: Querschnitt durch das Gehirn im Thalamusbereich.

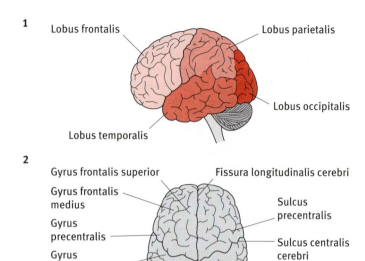

1

Lobus frontalis

Lobus parietalis

Lobus occipitalis

Lobus temporalis

2

Gyrus frontalis superior

Fissura longitudinalis cerebri

Gyrus frontalis medius

Sulcus precentralis

Gyrus precentralis

Sulcus centralis cerebri

Gyrus postcentralis

Sulcus postcentralis

Gyrus angularis

3

Gyrus precentralis

Gyrus postcentralis

Sulcus centralis cerebri

Sulcus postcentralis

Sulcus precentralis

Gyrus supramarginalis

Gyrus frontalis sup.

Gyrus angularis

Gyrus frontalis med.

Gyrus frontalis inf.

Sulcus lateralis

Gyrus temporalis sup.

Gyrus temporalis med.

Gyrus temporalis inf.

Fissura transversa cerebri

Abb. 3.9: Telencephalon. Hemisphärenoberfläche.

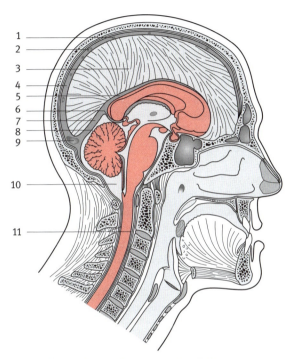

1 Granulation im oberen sagittalen Blutleiter
2 Einmündende oberflächliche Hirnvene
3 Hirnsichel
4 Oberer sagittaler Blutleiter
5 Unterer sagittaler Blutleiter
6 Große Hirnvene
7 Gerader Blutleiter
8 Innenfläche des Kleinhirnzeltes
9 Zusammenfluß der Blutleiter
10 Zerebello-medullare Zisterne
11 Durasack des Rückenmarkes

Abb. 3.10: Längsschnitt durch die Mitte des Gehirns.

lum (Gürtel). Es bestehen Verbindungen zu den Basalganglien, zum Zwischenhirn, zum Mittelhirn und zur Formatio reticularis des Hirnstammes. Wichtige Funktionen werden hier integriert und generiert, z. B. Regulation vegetativer Abläufe, Steuerung der Gefühle, emotionales und sexuelles Antriebsverhalten. Störungen hier führen zu Angst und Aggressivität.

3. **Das Mittelhirn** (Mesencephalon, Abb. 3.11) ist um den Aquädukt (Verbindung zwischen dem 3. und 4. Ventrikel) gelegen, d. h. in der Mitte zwischen Thalamus vorn oben, Pons caudal und Kleinhirn hinten.

Es besteht aus:

a) dem Dach (Tectum) mit Lamina quadrigemina, Vierhügelplatte: Integrationszentrum für das Sehen (colliculi superiores) und für das Hören (colliculi inferiores),

b) der Haube (Tegmentum), die wichtige Kerngebiete der Extrapyramidalmotorik enthält (bei Ausfall der substantia nigra z. B. Muskelstarre und „Zahnradmotorik". Beidseits über dem roten Kern (nucleus ruber) ziehen die sensiblen Bahnen der medialen Schleife (Lemniscus medialis) zum Thalamus)

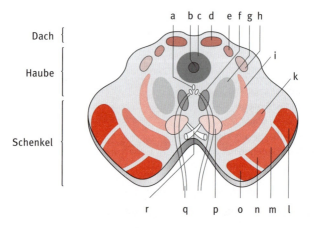

sowie wichtige Faserverbindungen, die das vegetativ-affektive Verhalten steuern. Die Haube enthält, aquäduktnah auch die Kerne des III. Hirnnerven (N. oculomotorius),sowie des IV. Hirnnerven (N. trochlearis),

c) dem rechten und linken Mittelhirnschenkel, durch den jeweils die Pyramidenbahn läuft.

4. **Das Hinterhirn** (Metencephalon) besteht aus der Brücke (Pons) und dem Kleinhirn (Cerebellum).

   Im Ponsbereich liegen die Kerne der Hirnnerven V bis VIII, motorisch bilateral innerviert von der Pyramidenbahn, Tractus corticonuclearis, mit Ausnahme des Facialiskerns der unteren Gesichtsmotorik (unilateral, gleichseitig innerviert).

   Der Clivus der Schädelbasis, Keilbein und Hinterhauptsbein bilden die knöcherne Ebene vom Türkensattel (Sella) vorn oben zum Foramen magnum hinab, trägt ventral den Pons und nach dorsal zum Foramen magnum hin die Medulla oblongata. Zwischen Pons und Clivus verläuft in der mediansagittalen Ebene die A. basilaris.

   Mittelhirn, Pons und Medulla oblongata bilden den Hirnstamm, den untersten, stammesgeschichtlich ältesten Teil des Gehirns. Schädigungen hier führen zu Hirnstammsyndromen (Abb. 3.12ab).

   Eine Durastruktur, Tentorium cerebelli, s. o., trennt den Hinterhauptslappen des Großhirns vom Kleinhirn (Cerebellum). Sie schließt die in der hinteren Schädelgrube untergebrachten Hirn-

◄ **Abb. 3.11:** Mesencephalon. Horizontalschnitt im rostralen Bereich; a: Nuclei nervi oculomotorii; b: Aqueductus mesencephali; c: Substantia grisea centralis; d: Colliculus superior; e: Brachium colliculi superioris; f: Fasciculus longitudinalis medialis; g: Formatio reticularis; h: Corpus geniculatum mediale (diencephaler Hirnteil); i: Lemniscus medialis; k: Substantia nigra; l: Fibrae parieto- et temporopontine; m: Fibrae corticospinales; n: Fibrae corticonucleares; o: Fibrae frontopontinae; p: Nucleus ruber; q: Nervus oculomotorius; r: Decussatio tegmentalis anterior.

strukturen, Pons, Cerebellum, Medulla oblongata, nach oben zu fast vollständig ab, bis auf den Tentoriumschlitz, durch den der Hirnstamm durchtritt (Cave: Druckerhöhung, z. B. Tumor oder

(a)

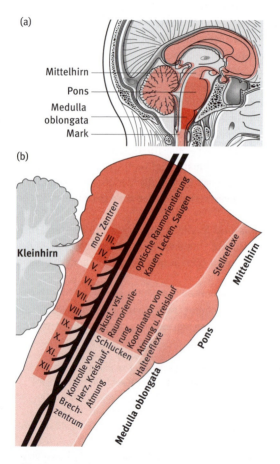

Mittelhirn

Pons

Medulla oblongata

Mark

(b)

Kleinhirn

mot. Zentren

III.
IV.
V.
VI.
VII.
VIII.
IX.
X.
XI.
XII.

optische Raumorientierung

Kauen, Lecken, Saugen

Stellreflexe

Mittelhirn

akust.-vst. Raumorientierung

Koordination von Atmung u. Kreislauf

Haltereflexe

Pons

Schlucken

Kontrolle von Herz, Kreislauf, Atmung

Brech-zentrum

Medulla oblongata

Abb. 3.12: Mittelhirn, Pons und Medulla oblongata bilden den Hirnstamm.

Operation, d. h. eine postoperative Schwellung, in der hinteren Schädelgrube: Hirnstammeinklemmung (!), klinisch: ipsilaterale weite Pupille!).

Je drei seitliche Stiele verbinden das Kleinhirn mit dem Mittelhirn, dem Pons und der Medulla oblongata. Sie integrieren und kontrollieren Informationen der extrapyramidalen Motorik (Tonus, Kraft, Koordination), des Gleichgewichts und der Tiefensensibilität (Tractus spinocerebellaris posterior).

5. **Das verlängerte Mark** (Myelencephalon, Medulla oblongata, einfach Bulbus) geht am Foramen magnum in das Rückenmark (medulla spinalis) über und grenzt sich mit seiner Pyramidenbahnkreuzung nach unten zu gegen dieses ab, nach oben hin grenzen – von hinten in der Aufsicht – weiße Striae medullares die Medulla oblongata zum Pons hin ab.

Der 4. Ventrikel liegt im Bereich von Pons und Medulla oblongata. Der Boden des 4. Ventrikels ist rautenförmig ausgebildet und wird als Rautengrube bezeichnet (Fossa rhomboidea). Die drei sie umschließenden Hirnteile, ventral: Medulla oblongata und Pons, dorsal: Kleinhirn, werden als Rautenhirn **(Rhombencephalon)** bezeichnet. Im Boden der Rautengrube, also Medulla und Pons, liegen die Hirnnervenkerne V–XII, weiter sind wichtige Zentren vegetativer Funktionen hier lokalisiert (Atmung, Kreislauf, Stoffwechsel) und Schaltorte wichtiger Reflexe (Saug-, Schluck-, Brech-, Nies-, Husten-, Corneal-, Lidschlussreflex sowie Haltereflexe, z. B. Kopf).

Wichtige afferente, sensible Bahnen durchziehen die Medulla zu höheren Zentren hin (Formatio reticularis, ARS, aufsteigendes retikuläres System, wichtig für Bewusstsein und Wachheit) bzw. von höheren Zentren kommend: die efferenten Bahnen der Motorik. Der größte Teil der Pyramidenbahn kreuzt in der unteren Medulla oblongata, so dass sich rechtshirnige Störungen an der linken Körperhälfte auswirken und umgekehrt. Auch liegen in der unteren Medulla die beiden Olivenkerne, die eine Kontrollstelle der Extrapyramidalmotorik durch das Kleinhirn darstellen.

II. Rückenmark

Das Rückenmark liegt im Wirbelkanal und ist von der harten Hirnhaut mit der innen daran anliegenden Spinngewebehaut (Arachnoidea spinalis) umhüllt. Die weiche Rückenmarkshaut (Pia mater spinalis) liegt der Nervensubstanz direkt an. Zwischen Pia und Arachnoidea befindet sich im so genannten Subarachnoidalraum der Liquor cerebrospinalis. Der Duralsack zieht vom Foramen magnum des Schädels bis in den Sakralbereich. Das Rückenmark endet zwischen dem 1. und 2. Lumbalwirbel. Schon im unteren Thorakalbereich bleibt das Mark um vier Etagen zurück gegenüber der zugehörigen Nervenwurzelaustrittsstelle, d. h., Marketage und Nervenwurzelaustritt differieren umso mehr, je weiter man nach distal kommt; das hat z. B. eine immense Bedeutung bei Querschnittsläsionen (QSL).

Die sichere Punktion des Subarachnoidalraumes, zwecks Liquorgewinnung oder Spinalanästhesie, wird zwischen den Dornfortsätzen von LW 3 und LW 4 bzw. LW 4 und LW 5 ausgeführt, wobei – zur Orientierung – die Verbindungslinie der Oberkante der beiden Darmbeinkämme den Dornfortsatz LW4 kreuzt.

Im Zentrum des Rückenmarks liegt die graue Substanz, eine Anhäufung von Zellen der sensiblen, motorischen und autonomen Funktionen, sowie der Kommissuren- und Reflexleitung. Diese graue Substanz hat in der Aufsicht des Querschnitts die Form eines verzerrten H mit drei Zacken. Man spricht jederseits von: Vorderhorn, Hinterhorn und Seitenhorn. Die Zellen der Hinterhörner verschalten die afferenten sensiblen Leitungen, die Zellen der Vorderhörner die der efferenten motorischen Leitungen, die Zellen der Seitenhörner sind autonome Zentren. Die weiße Substanz liegt außen um die graue Substanz (nota bene umgekehrt zum Gehirn) und wird durch die Verschaltungsbahnen innerhalb des Rückenmarks und durch die langen Leitungsbahnen von und zum Gehirn gebildet.

III. Peripheres Nervensystem

Dorsal ins Rückenmark eintretende und ventral austretende Nervenfasern werden auch als Nervenwurzel bezeichnet. Jederseits eine vordere und hintere Wurzel im entsprechenden Höhensegment der Wirbelsäule bilden nach Zusammenschluss den kurzen Spinalnerven, der im Zwischenwirbelloch (Foramen intervertebrale) liegt. So entstehen 31 segmentale Nervenpaare, die jeweils ein spinales Segment versorgen, d. h. acht Zervikalnerven, C1–C8 (das erste Paar tritt zwischen Hinterhauptsbein und Atlas aus, also jeweils oberhalb der gleichlautenden Ordnungszahl des Wirbelkörpers, das 8. zwischen dem 7. Halswirbel und dem 1. Brustwirbel, das erste thorakale Nervenpaar unterhalb des ersten Brustwirbels und weiter distal folgerichtig unterhalb der gleichlautenden Ordnungszahl des entsprechenden Wirbels), zwölf Thorakalnerven, Th1–Th12 (die segmental angeordnet bleiben), fünf Lumbalnerven, L1–L5, fünf Sakralnerven, S1–S5, und ein kokzygeales Nervenpaar.

Direkt nach Verlassen des Foramen intervertebrale teilt sich der Spinalnerv in mehrere Zweige auf. Der Ramus anterior im jeweiligen Segment schließt sich im zervikalen, lumbalen und sakralen Bereich mit benachbarten Rami anteriores zusammen und bildet so im entsprechenden Niveau den Plexus cervicalis, Plexus brachialis, Plexus lumbalis und den Plexus sacralis, und schließlich wird so aus einem oder mehreren Spinalnerven ein peripherer Nerv mit gemischten Fasern der Afferenz und Efferenz. Lediglich im Thorakalbereich findet keine Geflechtbildung statt, so dass die Rami anteriores segmental nach peripher verlaufen, als Interkostalnerven, mit gemischten Fasern der Afferenz und Efferenz.

In Abhängigkeit vom jeweiligen Segment bzw. der entsprechenden Nervenwurzel gibt es sensible Hautareale, so genannte **Dermatome**, die überwiegend von einem Rückenmarksegment versorgt werden, ebenso Muskelgruppen, so genannte **Myotome**, die überwiegend von einem Rückenmarksegment innerviert werden. Bei Schädigung der entsprechenden Etage finden sich – gerade an den Extremitäten gut ablesbar und somit klinisch zu diagnostizieren – sensible und/oder motorische Ausfallerscheinungen, d. h. Sensibilitätsstörung bzw. Kraftminderung und Reflexstörung. Die peripheren Nerven haben durch die erwähnte Plexusbildung und Verzweigung – an den Extremitäten – ihr eigenes sensibles Innervationsmuster und ihre eigene zugeordnete Muskelinnervation, wodurch klinisch eine lokalisatorische Zuordnung und so natürlich auch eine Unterscheidung zwischen Segment-/Wurzel-Störung und peripherer Störung möglich wird.

Segmentale Motorik, obere Extremität: C5 Schulterabduktion, C6 Handgelenkstreckung, C7 Handgelenksbeugung und Fingerstreckung, C8 Fingerbeugung, Th1 Fingerabduktion, Fingeradduktion

Segmentale Sensibilität, obere Extremität: C5 lateraler Arm, C6 lateraler Unterarm, Daumen, Zeigefinger, C7 Mittelfinger, C8 medialer Unterarm, Ringfinger, Kleinfinger, Th1 medialer Arm, Th2 Axilla

Segmentalbereich der Reflexe der oberen Extremität: C5 MER (Muskeleigenreflex) Bizeps, C6 MER Brachioradialis, C7 MER Trizeps

Segmentale Motorik, untere Extremität: L3 Kniestreckung/M. Quadrizeps, L4 Fußinversion/M. Tibialis anterior, L5 Fußzehenstrecker, also Dorsalflexion/M. Extensor digitorum, M. Extensor hallucis, S1 Fußeversion/Mm. peronaei, Fußplantarflexion/M. gastrocnemius

Segmentale Sensibilität, untere Extremität: Th12 unteres Abdomen oberhalb des Leistenbandes, L1 Symphyse und Oberschenkel unterhalb des Leistenbandes, L2 mittlerer Oberschenkel, L3 unterer Oberschenkel, L4 medialer Unterschenkel und medialer Fußrand, L5 lateraler Unterschenkel und Fußrücken, S1 lateraler Fußrand, S2 länglicher Streifen am hinteren Oberschenkel

Segmentalbereich der Reflexe der unteren Extremität: L4 MER Quadriceps femoris/Patellarsehnenreflex, L5 MER Tibialis posterior praktisch nicht auslösbar, S1 MER Triceps surae/Achillessehnenreflex

Segmentale Diagnostik/Etagendiagnostik

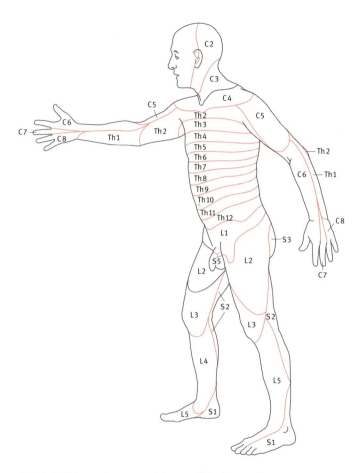

Abb. 3.13: Schema der segmentalen sensiblen Innervation.

Periphere sensible Innervation

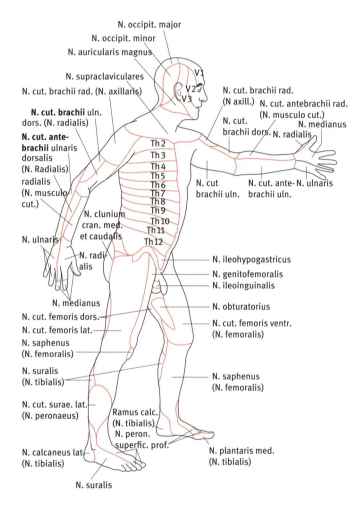

Abb. 3.14: Schema der peripheren sensiblen Innervation.

Periphere Sensibilität der Hand:
- N. medianus: Sensibilität des Daumenballens und palmar die 3 und 1/2 radialen Finger; dorsal die Mittel- und Nagelglieder derselben Finger
- N. ulnaris: Sensibilität Kleinfingerballen und an den Fingern (dorsal 2 1/2 ulnare Finger und palmar 1 1/2 ulnare Finger)
- N. radialis: Sensibilität radiale Hälfte des Handrückens, sowie Streckseiten der Grundglieder von Daumen, Zeigefinger und Mittelfinger

Periphere Motorik der Hand mit Muskeltest:
- N. medianus:
  - M. abductor pollicis brevis (die auf dem dorsum liegende Hand führt den gestreckten Daumen – gegen Widerstand rechtwinklig senkrecht von der Handflächenebene weg),
  - M. opponens pollicis (die auf der ulnaren Seite liegende Hand berührt mit dem Daumen – gegen Widerstand – die palmare Basis des Ringfingers),
  - **M. flexor pollicis longus*** (die auf dem dorsum liegende Hand wird an der proximalen Daumenphalanx vom Untersucher fixiert, und nun wird die distale Daumenphalanx – gegen Widerstand – gebeugt), Beugeschwäche bei proximaler N.-medianus-Läsion. Nur die Daumenendgliedbeugung des M. flexor pollicis longus ist in der Lage einen flachen Gegenstand zwischen radialer Zeigefingerseite und Daumen zu halten, wenn der M. adductor pollicis (N. ulnaris) gelähmt ist: **Froment-Zeichen**
  - M. flexor carpi radialis (der Patient beugt und streckt die Hand im Handgelenk gegen Widerstand, die Sehne am volaren Unterarm tritt dabei deutlich hervor) Thenar-Muskelschwund

---

* Die Muskeln im Fettdruck betreffen alle den Daumen und es lassen sich damit – vereinfachend – die drei großen Armnerven allein am Daumen testen.

und **Tinel-Hoffmann-Zeichen** (elektrisierendes Gefühl bei Perkussion des Hautareals über dem geschädigten Nerven) bei N.-medianus-Schaden im Karpaltunnel,
– Bei Totalausfall so genannte Schwurhand.
– N. ulnaris:
  – **M. adductor pollicis*** (die auf dem dorsum liegende Hand presst den gestreckten Daumen aus senkrechter Stellung fest an die Volarseite des gestreckten dig. II,
  – Mm. interossei und M. abductor dig. V (Fingerabduktion und Adduktion mit Widerstand von außen bzw. Spüren des Pressdrucks interdigital),
  – M. flexor carpi ulnaris (der Patient beugt und adduziert die Hand im Handgelenk – gegen Widerstand. Die Sehne, ulnaseitig, am volaren, distalen Unterarm kann gefühlt und meist auch gesehen werden),
  – bei N.-ulnaris-Totalausfall so genannte Krallenhand,
  – bei N.-ulnaris-Schaden: Muskelschwund palmar und dorsal, außer Daumenballen.
– N. radialis:
  – **M. extensor pollicis longus und M. extensor pollicis brevis*** (die auf dem dorsum liegende Hand streckt den mit der Handfläche plan liegenden Daumen – gegen Widerstand – im Interphalangealgelenk bzw. im Metacarpophalangealgelenk),
  – M. abductor pollicis longus (die auf dem dorsum liegende Hand abduziert den Daumen im Carpometacarpalgelenk, rechtwinklig weg, von der Ebene der liegenden Handfläche),
  – M. extensor carpi radialis longus streckt und abduziert die Hand im Handgelenk,

---

* Die Muskeln im Fettdruck betreffen alle den Daumen und es lassen sich damit – vereinfachend – die drei großen Armnerven allein am Daumen testen.

- M. extensor carpi ulnaris streckt und adduziert die Hand im Handgelenk,
- M. extensor digitorum streckt die Finger im Metacarpophalangealgelenk,
- die Extensormuskeln des Handgelenks führen bei abruptem Faustschluss als Mitbewegung zu einer Dorsalflexion im Handgelenk, bei N.-radialis-Lähmung: Fallhand.

IV. Vegetatives und autonomes Nervensystem

Das vegetative Nervensystem besteht aus zwei Teilen: Sympathikus und Parasympathikus. Sie regulieren weitgehend unabhängig von Willkürmotorik und animalischer Sensibilität, eben autonom, lebenswichtige Funktionen innerer Organe, z. B. Schweißsekretion, Herztätigkeit, Blutdruckregulation, gastrointestinale Funktionsabläufe, Miktion, Sexualität u. a. Die autonomen Zentren liegen im Gehirn und Rückenmark. Das höchste Zentrum des kranialen Parasympathikus befindet sich im zentralen Höhlengrau der hypothalamischen Region (s. o. Zwischenhirn). Im Hirnstamm liegen parasympathische Anteile, die mit den Hirnnerven III (Miosis und Akkommodation), VII (der parasympathische N. intermedius des N. facialis steuert die Tränen-, Nasensekretion und die Unterkieferspeicheldrüse, bei M.-stapedius-Lähmung entsteht Hyperakusis), IX (Ohrspeicheldrüse) und X (Brustganglien, Herz und Aorta, Atemwege, Bauchganglien, Verdauungstrakt bis zur linken Kolonflexur) ziehen. Die Ursprungskerne des Sympathikus liegen in den thorakolumbalen Seitenhörnern des Rückenmarks C8 bis L3 (während die sakralen Seitenhörner S3 und S4 parasympathische Fasern zu den Beckenganglien schicken: Blase, Rektum, Penis).

Die präganglionären Fasern des Sympathikus verlassen das Rückenmark über die Vorderwurzel zum Spinalnerven (s. o.) und treten dann in den Grenzstrang ein, der drei Ganglien im Halsteil besitzt (das unterste ist mit dem obersten Brustganglion zum Ganglion stellatum verschmolzen), zwölf im Brustteil, fünf im Lendenteil, fünf im Sakralteil und ein Ganglion coccygeal. Die postganglionäre

Faser wird entweder im Grenzstrang selbst geschaltet oder – nach ungeschaltetem Grenzstrangdurchlauf – weiter distal im prävertebralen Ganglion. Der aus den oberen Thorakalsegmenten (C8-Th2, centrum ciliospinale) gespeiste Grenzstrang des Halssympathikus zieht aufwärts über den Hals der ersten Rippe und die Lungenspitze zum Ganglion stellatum, Höhe HWK 7 (Schaltung des oculopupillären Sympathicus auf seine postganglionären Fasern). Er zieht weiter zum mittleren Ganglion Höhe HWK 6 und schließlich zum oberen Ganglion, Höhe HWK 2/3, an der A. carotis Gabel. Die postganglionären sympathischen Fasern des Ganglion stellatum laufen als Geflecht mit der A. carotis interna und dann A. ophtalmica ohne Umschaltung zum M. dilatator pupillae und M. tarsalis superior (bei **Horner Trias**: Ptosis, Miosis, Enophtalmus, erfolgt die Ursachensuche u. a. nach einer segmentalen T1 Neurologie, s. o.).

Wichtige Efferenzen des Rückenmarks sind die A-α- und A-χ-Motoraxone, für die extra- und intrafusale Muskulatur, sowie eine große Anzahl dünner C-Fasern (Sympathikus), die efferent postganglionär die Blutgefäße und die Schweißdrüsen innervieren.

Die Afferenzen des vegetativen Nervensystems erlauben keine Unterscheidung zwischen Sympathikus- und Parasympathikusfasern. Im Bereich der hinteren Wurzel liegt das Ganglion spinale, das die Zellkörper der afferenten, sensiblen Fasern enthält. Dicke afferente Fasern im peripheren Nerv kommen von den Mechanorezeptoren (Druck, Berührung, Dehnung) der Haut, Muskeln und Gelenke oder auch als dünne A-delta- oder C-Fasern der Nozizeptoren (Schmerz, Temperatur) der Haut, der viszeralen Strukturen und des Bewegungsapparates.

Die viszerale Sensibilität trägt die Zuleitung für autonome Reflexe ins Rückenmark. Auf segmentaler Ebene schaltet der autonome Reflexbogen auf die vegetative Efferenz, so dass viszerokutane (Head'sche Zonen) viszerosomatische und kutiviszerale Reflexe entstehen.

V. Störungen der Sensibilität

Grundsätzlich sind **periphere** Sensibilitätsstörungen (durch Schädigung peripherer Nerven, eines Nervenplexus, einer Hinterwurzel) von **zentralen** Sensibilitätsstörungen zu unterscheiden (Schädigung einer der langen afferenten Rückenmarksbahnen, d. h. Tractus spinothalamicus anterior et lateralis, Fasciculus posterior, gracilis (Goll) et cuneatus (Burdach), Tractus spinocerebellaris anterior (Gowers) et posterior (Flechsig)).

Folgende Modalitäten werden in den Bahnen geleitet:
– **Oberflächensensibilität:** Schmerz, Temperatur, Berührung,
– **Tiefensensibilität:** Lagesinn, Vibration (Propriozeption).

Der Fasciculus posterior, Hinterstrang, leitet die Tiefensensibilität und die Hälfte der Berührungsfasern ohne Umschaltung im Rückenmark nach zentral. In der Medulla wird er umgeschaltet, kreuzt dann zur Gegenseite und zieht als Lemniscus medialis zum Thalamus. Tertiäre Fasern ziehen zum Gyrus postcentralis. Andere Afferenzen der Tiefensensibilität ziehen gekreuzt und ungekreuzt in den vorderen und hinteren spinocerebellaren Leitungen zum Kleinhirn.

Degeneration des Hinterstrangs, z. B. Tabes dorsalis oder z. B. Vit B 12 Mangel schädigt Koordination und Bewegung: spinalataktischer Gang, Schwanken beim Stand mit geschlossenen Augen (**Romberg** pos.) Finger-Nasenspitzen-Versuch pathologisch, u. a.

Im Tractus spinothalamicus lateralis werden Schmerz und Temperatur geleitet. Nach Hinterwurzeleintritt wird die Afferenz umgeschaltet, kreuzt unmittelbar zur Gegenseite und läuft dann im Tractus spinothalamicus lateralis zum Thalamus und mit tertiärer Faser zum Gyrus postcentralis.

Die andere Hälfte der Berührungsfasern zieht nach Umschaltung und Mittellinienkreuzung ebenso zum Thalamus, allerdings im Tractus spinothalamicus anterior und dann ebenfalls zum Gyrus postcentralis (Abb. 3.15).

Fällt in einem Körperbezirk durch eine Tractusschädigung eine sensible Afferenz aus, bei gleichzeitig erhaltenen anderen Modalitäten,

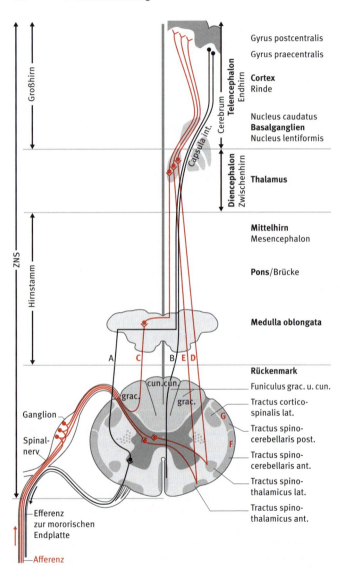

Gyrus postcentralis

Gyrus praecentralis

Cortex
Rinde

Nucleus caudatus
Basalganglien
Nucleus lentiformis

Thalamus

Mittelhirn
Mesencephalon

Pons/Brücke

Medulla oblongata

Rückenmark

Funiculus grac. u. cun.

Tractus cortico-
spinalis lat.

Tractus spino-
cerebellaris post.

Tractus spino-
cerebellaris ant.

Tractus spino-
thalamicus lat.

Tractus spino-
thalamicus ant.

Großhirn

Telencephalon Endhirn · Cerebrum

Diencephalon Zwischenhirn

Hirnstamm

ZNS

Capsula int.

cun. cun.

grac. grac.

Ganglion

Spinal-
nerv

Efferenz
zur motorischen
Endplatte

Afferenz

◄ **Abb. 3.15: Hierarchie des ZNS mit wichtigen Bahnen, Umschaltungen, Kreuzungen**

A Vom Motorkortex, Gyrus praecentralis, laufen die Nervenfasern der Willkürmotorik, Pyramidenbahn, abwärts durch die Capsula interna, um dann aufgelockert die Ponsregion zu durchziehen und sich dann in der oberen Medulla wieder zu bündeln. In der Medulla kreuzen die meisten Fasern (Pyramidenbahnkreuzung) und ziehen dann im Tractus corticospinalis lateralis abwärts zu ihrer Schaltstelle auf das 2. Motorneuron im Vorderhorn des Rückenmarks.

B Einige Fasern kreuzen nicht und ziehen direkt im Tractus corticospinalis anterior abwärts, jedoch meist nur bis ins Thorakalmark.

C Reize von Rezeptoren der Vibration, Propriozeption und Berührung treffen über die Hinterwurzel ein und steigen im Hinterstrang, Funiculus posterior, gracilis et cuneatus, auf. In der Medulla werden sie umgeschaltet (Nucleus gracilis et cuneatus), kreuzen zur kontralateralen Seite und ziehen dann im Lemniscus medialis zum Thalamus. Von hier strahlen tertiäre Fasern zum Gyrus postcentralis.

D Eintreffende Nervenreize von Schmerz und Temperatur werden im Rückenmark umgeschaltet, kreuzen die Mittellinie und ziehen im Tractus spinothalamicus lateralis zum Thalamus, und dann mit tertiärer Faser zum Gyrus postcentralis.

E Die übrigen Fasern von Druck und Berührung laufen im Tractus spinothalamicus anterior, werden nach Eintritt über die Hinterwurzel umgeschaltet, kreuzen die Mittellinie 4–5 Segmente oberhalb des Eintrittsegmentes und ziehen dann zum Thalamus. Von dort zieht dann das 3. Neuron zum Gyrus postcentralis.

F Im Tractus spinocerebellaris anterior verlaufen, nach Umschaltung im Rückenmark, gekreuzte und ungekreuzte Fasern der Propriozeption durch Pons und Mittelhirnstiel zum Kleinhirn.

G Im Tractus spinocerebellaris posterior verlaufen, nach Umschaltung im Rückenmark, ungekreuzte Fasern der Propriozeption durch Medulla und medullären Kleinhirnstiel zum Kleinhirn. Diese Bahn ist nur in Brust- und Halsmark anzutreffen.

wird von einer dissoziierten Empfindungsstörung (Dissoziation: Spaltung, Trennung) gesprochen. Bei einer Läsion der vorderen Kommissur des Rückenmarks, z. B. durch eine Syringomyelie, findet sich, dissoziiert, eine Empfindungsstörung, für Schmerz und Temperatur, segmentaler Art mit einer oberen und einer unteren Grenze. Eine Tractusunterbrechung hat im Gegensatz dazu eine dissoziierte Empfindungsstörung mit nur einer oberen Grenze auf der Gegenseite zur Folge.

Die Sensibilitätsstörung eines einzelnen peripheren Nervenausfalls zeigt inselförmig ein Hautareal mit vollständiger Anästhesie (Autonomiebezirk), aber auch ein Überlappungsareal, das von angrenzenden Nerven mitversorgt wird und eine intakte Schmerzempfindung aufweist: daher hier Austesten mit Berührungs- oder Temperaturempfinden. Umgekehrt verhält es sich mit den bandförmigen Sensibilitätsstörungen, die von Nervenwurzelschäden einer bestimmten Etage herrühren, d. h., hier prüft man das Areal besser durch Schmerzreize, da sich bei den jeweiligen Dermatomen die Berührungsreize stark überlappen.

Sensibilitätsstörungen mit nur einer oberen segmentalen Grenze sprechen für eine zentrale Störung, d. h. Unterbrechung einer aufsteigenden Bahn. Halbseitige Sensibilitätsstörungen entstehen durch Läsionen im End- oder Zwischenhirn. Reithosenanästhesie betrifft die lumbalen und sakralen Dermatome durch eine Läsion im unteren Rückenmark.

Handschuh- oder strumpfförmige Sensibilitätsstörungen, die meist symmetrisch auftreten, unscharf begrenzt sind und von proximal nach distal zunehmen, sind meist durch eine Polyneuropathie bedingt.

Eine somatotopische exzentrische Anordnung der Bahnenfasern, außen sakral, innen cervikal, kann die Interpretation von klinischen Zeichen sehr schwer machen, wenn z. B. eine Myelopathie im zervikalen Bereich, durch Druck von außen, zu propriozeptiven oder sensiblen Störungen im sakralen oder lumbalen Bereich führt.

VI. Störungen der Motorik

Das muskuläre System wird beurteilt durch Inspektion, Palpation, Tonusprüfung, Kraftprüfung, Koordination und Reflexprüfung. Die Kürze dieses Buches zwingt zum Verweis auf neurologische Lehrbücher, aber zwei Themenbereiche werden gestreift:

Pyramidalmotorik und Extrapyramidalmotorik

Vom Motorcortex bis zur Synapse an der Vorderhornzelle (VHZ), verläuft das erste, zentrale, obere Motorneuron, **OMN**, die Pyramidenbahn. Die Pyramidenbahn kann, je nach Schädigungsort, Störungen hervorbringen, z. B.:

- **Motorcortex** (Gyrus praecentralis): Monoplegie gekreuzt,
- **Capsula interna**: Hemiplegie gekreuzt, Hemianopie,
- **Mittelhirn**: Hemiplegie, Augenmuskellähmung,
- **Pons**: Hemiplegie gekreuzt, Hirnnervenlähmungen, z. B. VI, VII,
- **Medulla**: meist beide Körperhälften betroffen, Hirnnervenlähmung, z. B. IX, X, XI, XII,
- **Rückenmark** s. u., Querschnittläsion, QSL.

Klinische Zeichen einer **OMN-Läsion**:

- Muskelschwäche, Parese,
- Spastik, erhöhter Muskeltonus (Akutfall: schlaff),
- Muskeleigenreflexe (MER) gesteigert, Klonus,
- Fremdreflexe vermindert, aufgehoben,
- pathologische Reflexe, positiver Babinski.

Ab der VHZ bis zum Muskel verläuft das zweite, periphere untere Motorneuron, **UMN**.

Klinische Zeichen einer **UMN-Läsion**:

- Muskelschwäche, Parese,
- Muskelatrophie,
- Muskeltonus vermindert, schlaff,

- Reflexe im Paresegebiet aufgehoben,
- Faszikulieren, besonders bei VHZ-Läsion.

Zum Beispiel zeigt eine zervikale Markschädigung, hohe QSL, nach der Akutphase eine **spastische Tetraparese** (OMN-Läsion), eine thorakale QSL, nach der Akutphase eine **spastische Paraparese** der Beine (OMN-Läsion) und ein lumbales Wirbelkörpertrauma mit Nervenschaden zeigt meist eine **schlaffe Paraparese** der Beine (UMN-Läsion), das Rückenmark endet ja unterhalb LWK 1. Ein Markschaden oberhalb C3 erfordert künstliche Beatmung (N. phrenicus: C3/4/5).

Extrapyramidale Bewegungsstörungen, häufig von vegetativen Symptomen begleitet, haben ihre Läsion vor allem in den Basalganglien.

Die Störungen sind:
- **hypokinetisch/hypertonisch**, rigide: z. B. Morbus Parkinson, Lewy-Körper-Krankheit,
- **hyperkinetisch**: z. B. Chorea-Syndrom, Hemi-/Ballismus,
- **hypotonisch**: z. B. Athetose,
- **gemischt dystonisch**: Torticollis spasmodicus, Torsionsdystonie,
- **extrapyramidale Nebenwirkungen von Medikamenten zeigen**: Rigor, Hypokinese, regionale Dyskinesien, z. B. perioral/Schlund-Spasmen, z. B. unfreiwillig abnorme Bewegungen, Dysdiadochokinese (Unfähigkeit zu schnellen antagonistischen Wechselbewegungen, z. B. Pronation-Supination).

Weitere motorische Störungen:
- **Myopathie:** rein motorische Ausfälle, häufig proximal, meist symmetrisch, meist mit Atrophie, MER aufgehoben, schlaffer Tonus, keine Faszikulation, keine vegetativen Störungen,
- **Myasthenie:** rasche Ermüdbarkeit (z. B. Treppensteigen, Gehen, Schreiben), besonders am Abend Ptose und Doppeltsehen, Dysarthrie, Schluckstörungen,

– **Myotonie**: Verzögerung der Muskelerschlaffung nach willkürlichen Muskelkontraktionen.

VII. Störung der Liquorzirkulation und des Hirndrucks, meningeales Syndrom, Demenz

Die Liquorräume umfassen:
– die beiden Seitenventrikel der Hemisphären,
– den 3. Ventrikel im Bereich des Zwischenhirns – das Foramen Monroi stellt die Verbindung zum 3. Ventrikel her –,
– den Aquädukt im Mittelhirn,
– den 4. Ventrikel im Bereich von Pons und die Medulla oblongata.

Im Dach des 4. Ventrikels, in der Tela chorioidea ventriculi quarti, befindet sich eine mediane Öffnung (Foramen Magendi) und seitlich zwei weitere Öffnungen (Foramina Luschkae) zum Subarachnoidalraum hin, der sich in diesem Bereich nach dorsal zur Cisterna cerebellomedularis (Suboccipitalpunktion) erweitert. Der 4. Ventrikel verengt sich nach caudal und wird zum feinen Zentralkanal des Rückenmarks. Der Subarachnoidalraum des Gehirns setzt sich nach caudal in den Rückenmarksraum der Wirbelsäule fort. Die vom Plexus chorioideus der Ventrikel 1.–4. abgesonderte Liquormenge von ungefähr 400 ml pro Tag zirkuliert in den Ventrikelräumen, tritt durch die erwähnten Öffnungen in den Subarachnoidalraum und wird durch spezielle Granulationen der Spinngewebehaut im oberen Längsblutleiter wieder ans venöse System abgegeben.

Liquorzirkulationsstörungen, aber auch Hirnblutungen, Tumore und andere Ursachen führen durch eine intrakranielle Drucksteigerung zu Einklemmungserscheinungen im Tentoriumschlitz (obere Einklemmung) und im Foramen occipitale magnum (untere Einklemmung). Diverse Symptome und Zeichen des **erhöhten Hirndrucks** entwickeln sich langsam chronisch oder akut bedrohlich, z. B.:

- Kopfschmerz,
- Erbrechen im Schwall, ohne Übelkeit, ohne Nahrungsfehler,
- Singultus, Stauungspapille,
- bei Hirnblutung mit Hirnmassenverschiebung Einklemmung im Tentoriumschlitz mit Schädigung der constriktorischen Fasern des HN III, oculomotorius (ipsilaterale Pupillenerweiterung, s. o.) und HN VI, abducens, u. a. auch Opisthotonus (Nackensteife), Bewusstseinstrübung, evtl. Hemiplegie, präfinal: Bradykardie, Hypertonus, Cheyne-Stokes-Atmung.

Kommt es durch eine Infektion, eine Subarachnoidalblutung, einen Tumor, ein mechanisches Ereignis oder andere pathologische Ereignisse zu nachhaltigen, schweren Reaktionen der weichen Hirnhäute, so finden sich die Zeichen des **meningealen Syndroms**:

- Kopfschmerzen,
- Nackensteife mit rückwärts gebeugtem Kopf,
- reflektorische Beugung in Hüfte und Knie bei passivem Vorbeugen des Kopfes (**Brudzinski-Zeichen**),
- Unmöglichkeit der aktiven Streckung des Beins im Kniegelenk bei sitzendem Patienten oder bei liegenden Patienten, der das Bein in Hüft- und Kniegelenk gebeugt hat (**Kernig-Zeichen**),
- N.-ischiadicus-Dehnungsschmerz, der blitzartig gluteal und im Oberschenkel dorsal einschießt, wenn das Bein der betroffenen Seite passiv angehoben wird (**Lasegue-Zeichen**),
- evtl. Bradykardie, Erbrechen, Hyperästhesie, Hyperpathie,
- bei Meningoencephalitis: Bewusstseinstrübung.

Zur Prüfung der Nackensteife ruhen beide Untersucherhände, mit dem Handrücken auf dem Kopfkissen, direkt rechts und links neben dem Patientenkopf. Nun beugt der Untersucher die Finger und berührt dadurch den Patientenkopf okzipital mit den Fingerspitzen. Durch eine weitere palmare Beugung wird der Patientenkopf angehoben und flektiert – wenn er gesund ist – oder aber Kopf und Hals sind schienenartig fest verbunden (**Nackensteife**) und deuten auf einen krankhaften Prozess hin.

Eine **Demenz**, unterschiedlicher Herkunft, wird überprüft mit dem Mini-mental-state-Test (MMST) für Orientierung, Gedächtnis, Konzentration, Sprache u. a. Ein Score von 30 Punkten kann erreicht werden, unter 24 besteht Verdacht, unter 17 bestätigt die Demenz (falsch negative Ergebnisse bei intelligenten, gebildeten Personen, falsch positive Ergebnisse bei neurologisch sensorisch und/oder motorisch Behinderten) Nota bene!, behandelbare Ursachen sind: Hypothyreose, Vitamin-B12-Mangel, cerebrale Vaskulitis bei Neurosyphilis, Hydrozephalus, Depression, Frontallappenmeningeom, medikamentöse Nebenwirkungen, akute Verwirrtheitszustände anderer Ursache.

4 Der diagnostische Prozess

Von Symptomen und Befunden zur Diagnose

In diesem Buch wird der angloamerikanischen strengen Unterscheidung von „symptoms and signs" gefolgt: **Symptome** sind die subjektiv vorgetragenen Beschwerden des Patienten. **Befunde** sind die objektiv nachvollziehbaren Ergebnisse der unmittelbaren Untersuchung, d. h. normale Ergebnisse sowie nicht normale Ergebnisse. **Klinische Zeichen** sind die vom Normalen abweichenden Befunde.

Ein anderer Sprachgebrauch macht diese Unterscheidung nicht und fasst unter dem Wort Symptom vom Patienten geschilderte Beschwerden und vom Normalen abweichende Befunde zusammen.

Warum die Unterscheidung von „symptoms and signs"?

Vorgetragene Beschwerden sind unseren Sinnen (Sehen, Riechen, Schmecken, Tasten, Hören) nicht zugänglich. Wir müssen dem Patienten glauben, wenn er über Erschöpfungsgefühle oder Schmerzen berichtet. Im Gegensatz dazu können Befunde durch unsere Sinne nachkontrolliert werden und beinhalten daher einen höheren Grad an Objektivität. Gerade bei diagnostischen Überlegungen mit einem unsicheren Ergebnis erhalten sie beim Abwägen klinischer Daten eine höhere Wertigkeit als die Beschwerden. Bedenkt man die zusätzliche Methodensicherheit bei der unmittelbaren Befunderhebung aufgrund wiederholter Untersuchungen durch denselben Arzt und außerdem aufgrund der Befunderhebung durch zwei verschiedene Ärzte, die anschließend ihre Ergebnisse vergleichen, so lässt sich feststellen, dass der Erkenntnisweg damit fast eine naturwissenschaftliche Objektivität erreicht. Daran wird auch deutlich, dass der Wahrnehmung des Arztes die wissenschaftliche Legitimität nicht erst dort zuerkannt werden darf, wo sie zum Ablesen eines Messinstrumentes benutzt wird (Lorenz 1959).

Das Untersuchungsergebnis führt unter Reflexion auf Wissen und Erfahrung und nach einem komplexen Denkprozess zur **klinischen Diagnose** („Es genügte nicht, die Veränderung des Schalles beim Kranken gegenüber dem Gesunden festzustellen. In einem zweiten Akt hatte man aus den akustischen Veränderungen die physikalischen der Organe zu erschließen und in einem dritten alle pathologisch-anatomischen Möglichkeiten durchzugehen, welche der erschlossenen physikalischen Organveränderung zugrunde liegen könnten. Hierauf waren diejenigen, die der Anamnese, dem Krankheitsverlauf und anderen Symptomen nicht entsprachen, in einem disjunktiven Schlussverfahren nach dem Muster tollendo ponens auszuschließen." Lesky 1978). Die Diagnose als Entscheidung nach Prüfung und Abwägung unterliegt damit einem größeren subjektiven Schwankungsbereich als der Befund selbst. Auch wird damit klar: Befund ist nicht gleich Diagnose („Ich weiß nur, dass die Wahrheit in den Dingen liegt und nicht in meinem Geist, der sie beurteilt, und dass ich, je weniger ich von dem meinen hinzutue, wenn ich sie beurteile, um so sicherer bin, der Wahrheit näherzukommen." Rousseau 1978). Der diagnostische Weg unserer gegenwärtigen Schulmedizin hat als höchstes Erkenntnisziel den Nachweis der veränderten Morphologie (pathologische Anatomie). Diagnosen ohne klinische Zeichen, z. B. Kopfschmerz, Schwindel, Erschöpfungszustand, besitzen eine geringere Objektivität und bilden eine Unschärfe im diagnostischen Denkprozess, ohne die wir aber nicht auskommen.

Apparative Untersuchungen sichern die Diagnose, in wenigen Fällen ändern sie diese, in vielen Fällen verfeinern sie die Erkenntnis. Der Krankheitsverlauf mit der Behandlungsdiagnose und die Epikrise mit der endgültigen Diagnose beenden den differentialdiagnostischen Denkprozess.

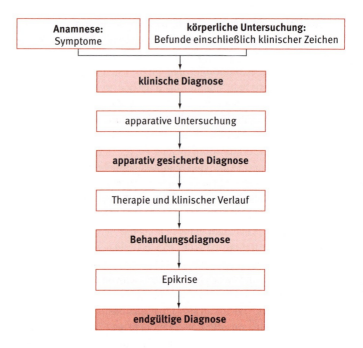

Abb. 4.1: Der diagnostische Prozess.

5 Prüfungshilfen im Examen

Eine Prüfung, die ins Stocken gerät, ist für den Prüfer und den Befragten gleichermaßen unangenehm. Ein Examenskandidat, der trotz fehlenden Wissens einen vernünftigen Zugang zu Problemen zeigt, wird meist Anerkennung finden. Im Folgenden werden allgemeine Lösungsvorschläge für vier Fragen gegeben, Lösungsvorschläge, die auch außerhalb des Examens von Nutzen sein können.

1. „Wie diagnostizieren Sie die Krankheit XY?"

Die Antwort muss immer lauten: „Ich diagnostiziere die Krankheit XY durch

a) Erhebung der Anamnese,
b) die körperliche Untersuchung,
c) Schnelltests am Krankenbett, z. B. Stix, EKG,
d) spezielle Untersuchungen, z. B. Labor, Sonographie, Röntgen."

Jedes Konsil am Krankenbett läuft diesem Gedankengang folgend ab, benennt dann das Problem bzw. die Diagnose und gibt anschließend einen Lösungsvorschlag zum Procedere.

2. „Wie behandeln Sie XY?"

Die Antwort muss immer lauten: „Die Behandlung mache ich abhängig von

a) aufgetretenen **K**omplikationen,
b) dem **A**lter des Patienten,
c) der **U**rsache der Krankheit,
d) den **S**ymptomen und Zeichen,
e) dem **A**llgemeinzustand des Patienten."

Wie ersichtlich, ergeben die hervorgehobenen Buchstaben eine Eselsbrücke durch das Wort KAUSA.

Ein Beispiel zur 2. Frage: „Wann punktieren Sie einen Aszites?" Folgende Faktoren werden bedacht:

– ad a) ist der Aszites medikamentös therapierefraktär? Liegt ein Bauchnabelbruch vor?
– ad b) ist der Patient jung oder alt?
– ad c) liegt eine infauste Carcinomatosis peritonei vor (z. B. durch Ovarial-Ca) oder ein Aszites bei behandelbarer Herzinsuffizienz?
– ad d) liegt eine schwere Luftnot vor?
– ad e) ist der Patient relativ unbeeinträchtigt oder präfinal?

Die Punktion des Aszites wird also nach Abwägen der oben genannten Gesichtspunkte durchgeführt oder unterlassen. Jeder Prüfer wird Ihre bedachte Problemdiskussion anerkennen.

3. „Welches ist die Ursache der Symptom- und Zeichenkonstellation XY?"

Diese Frage stellt sich immer wieder bei differentialdiagnostischen Überlegungen und kann sinnvoll mit einer systematischen Aufarbeitung diskutiert werden. Die folgende allgemeine Ursachendiskussion beinhaltet eine Gedächtnisstütze in englischer Sprache: TACTICS EARN MD.

a) **T**umors, benign or malignant, single or multiple, primary or secondary: carcinoma, sarcoma, teratoma,
b) **A**ccidents, blunt or penetrating, hot or cold, acid or alkali,
c) **C**ongenital,
d) **T**ropical and Topical,
e) **I**nfection, bacterial, viral, protozoal, and Inflammation, acute, subacute, chronic,
f) **C**ollagen disease,
g) **S**yphilis and Tbc and Actinomycosis, neck, groin, iliac fossa: the 3 granulating infections,
h) **E**ndocrine,
i) **A**rteries and Veins and Lymphatics,
j) **R**eticulosis (alte Bezeichnung für einen Teil der sogenannten Lymphomkrankheiten),

k) **N**utritional,
l) **M**etabolic,
m) **D**iet and Drug and Degeneration.

4. „Welches ist die Ursache der Schwellung XY?"

Vorwiegend im chirurgischen Bereich sind differentialdiagnostische Überlegungen zur Ursache einer Schwellung unerlässlich.

Zehn allgemeine Kriterien sollen bei der Aufarbeitung dieser Frage helfen:

a) normal gelegenes, aber vergrößertes Organ,
b) ektopisches Organ,
c) Sekretansammlung,
d) kongenital fehlgebildet,
e) traumatisch,
f) akut entzündlich, spezifisch oder unspezifisch,
g) chronisch entzündlich, spezifisch, unspezifisch,
h) benigner Tumor,
i) maligner Tumor, primär oder sekundär (metastatisch), Karzinom, Sarkom, Teratom,
j) degenerativ.

Wie Sie gemerkt haben entstammen die obigen Hilfen der angloamerikanischen Lehrmethode. Diese Lehr- und Lernmethode ist nicht jedermanns Vorliebe. Bitte werten Sie dieses Kapitel als gut gemeinte Hilfe für Ihr Examen.

6 Bildführer

6.0.1 Gang der Untersuchung

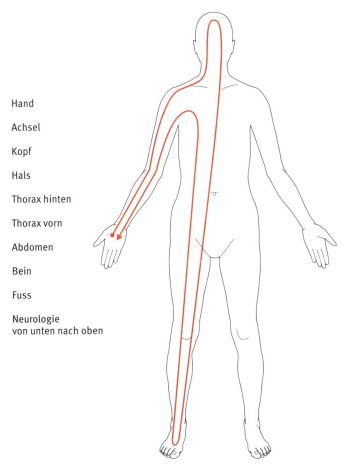

Hand

Achsel

Kopf

Hals

Thorax hinten

Thorax vorn

Abdomen

Bein

Fuss

Neurologie
von unten nach oben

6.0.1 Gang der Untersuchung (dem roten Pfeil folgend).

6.1.1 Der erste Eindruck, Begrüßung, Vorstellung

Achten Sie bei sich selbst auf gewaschene, warme Hände. Treten Sie an die rechte Seite des Patienten (alle Untersuchungsschritte werden von rechts ausgeführt). Beachten Sie die unübliche Art der Kommunikation: Der Untersucher steht, der Patient liegt. Begrüßen Sie den Patienten, stellen Sie sich mit Namen vor. Sagen Sie dem Patienten, was Sie mit ihm vorhaben. Wenn nicht anders vorgegeben, schaffen Sie ein Kommunikationsklima wohlwollender Neutralität. Diese Haltung erleichtert Ihnen später eine sachliche, emotionslose Beurteilung der klinischen Daten. Die Verarbeitung der Gefühlsebene innerhalb der Kommunikation ist wichtig, wird aber hier nicht besprochen.

Beurteilen Sie:
- **Bewusstsein**: normal (wach, ansprechbar, orientiert zu Zeit, Ort und Person) oder pathologisch: benommen, somnolent (schlaftrunken), soporös (nur starke Schmerzreize lösen eine Reaktion aus) oder komatös (Bewusstlosigkeit, die nicht durch äußere Reize zu durchbrechen ist)?
- **Atmung**: Atemfrequenz normal oder pathologisch (Bradypnoe oder Tachypnoe)? Ist Sprechen ohne Luftnot möglich?
- **Haut**: normal (rosig, warm, trocken)?
- **Habitus/Konstitution**: mesosom, athletisch, pyknisch, leptosom oder asthenisch?
- **Allgemeinzustand**: normal (gesund, nicht beeinträchtigt) oder pathologisch: wenig, stark oder schwer beeinträchtigt oder leidend (chronische Störung)?

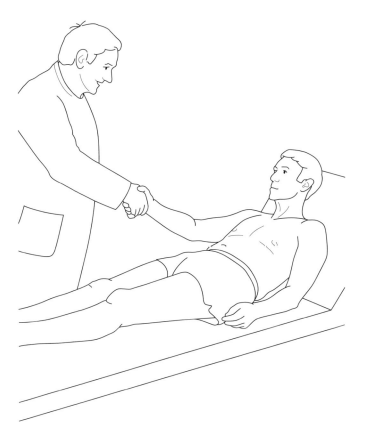

6.1.1 Der erste Eindruck, Begrüßung, Vorstellung.

6.2.1–6.2.3 Puls am Handgelenk

Das Tasten erfolgt mit dem zweiten und dritten Finger der linken Hand, entlang dem vermuteten Verlauf der Arterie. Dabei wird der Patientenarm leicht proniert und von der rechten Untersucherhand unterstützt. Bei einer vermuteten Aortenklappeninsuffizienz wird bei erhobenem Arm getastet: Der retrograde Blutfluss und das Absinken des Druckes während der Diastole vergrößern die Blutdruckamplitude, wodurch ein Pulsus celeret altus deutlicher getastet werden kann.

Beurteilt werden folgende fünf Pulsqualitäten:
1. **Frequenz**: normofrequent oder pathologisch (Pulsus frequens, Pulsus rarus, entsprechend Tachykardie: $f > 100/min$, Bardykardie: $f < 60/min$),
2. **Rhythmus**: regelmäßig oder unregelmäßig,
3. **Amplitude** (Volumen, Füllung): kleine, mittelgroße, große oder (pathologische) wechselnde Füllung,
4. **Pulscharakter** (Pulswellenform): z. B. Anstieg steil, flach oder plateauförmig,
5. **Spannung** (Härte): weich (elastische Wand) oder hart und schwer unterdrückbar (Arteriosklerose, arterielle Hypertonie).

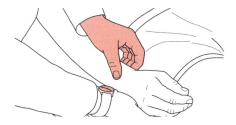

6.2.1 Palpation des Radialispulses von vorn.

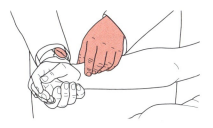

6.2.2 Palpation des Radialispulses von hinten.

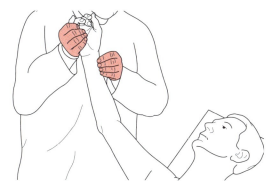

6.2.3 Palpation des Radialispulses am erhobenen Arm.

6.3.1–6.3.3 Hand

Handrücken einschließlich Finger und Fingernägel sowie Handinnenflächen werden kritisch nach pathologischen Befunden inspiziert (und palpiert). Trommelschlegelfinger (meist Folge chronischer Hypoxie, z. B. durch zyanotischen Herzfehler) werden von oben erkannt, die dabei in der Regel zusätzlich vorhandenen Uhrglasnägel dagegen von der Seite am vergrößerten Winkel zwischen Nagelfalz und Nagelplatte.

Weiter ist zu achten auf:
–   **Hauttemperatur:** z. B. warm und feucht (u. a. bei Hyperthyreose), kalt und trocken (u. a. bei Hypothyreose), kalt und feucht (u. a. bei Angst),
–   **Hautfarbe:** z. B. Palmarerythem (u. a. bei chronischer Lebererkrankung), braungraue Furchen (bei Hämochromatose, Morbus Addison) ungual/subungual: z. B. zyanotisches Nagelbett, Koilonychie (u. a. bei Eisenmangelanämie), Leukonychie (u. a. bei chronischer Lebererkrankung),
–   **Gelenke:** z. B. Schwellung, symmetrisch und vor allem die Fingermittelgelenke betreffend bei rheumatoider Arthritis, symmetrisch knotenförmig (Heberden-Knoten an den distalen Fingergelenken) bei Osteoarthrose, einseitig und nur ein Gelenk betreffend als Chiragra bei Gicht,
–   **Muskeln:** z. B. Atrophie.

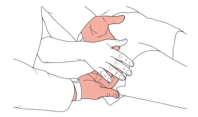

6.3.1 Inspektion des Handrückens.

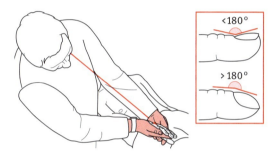

6.3.2 Inspektion der Fingernägel.

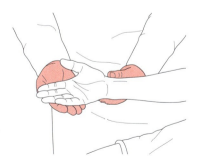

6.3.3 Inspektion der Gelenke.

6.4.1–6.4.2 Lymphknoten Achsel

Die Achselhöhle wird rechts und links sorgfältig ausgetastet: apikal, dorsal, frontal, medial, lateral. Dabei fasst rechts die rechte Untersucherhand das rechte Patientenhandgelenk zur Führung des Patientenarmes und umgekehrt.

Normal sind einzelne, strangartige oder flächenhafte hirsekorngroße palpable Lymphknoten. Lymphknotenvergrößerungen sind pathologisch und ätiologisch vielfältig: benigne (u. a. bei Infektion oder nichtinfektiöser Entzündung, z. B. Psoriasis, oder unspezifisch bei Kleinkindern) oder maligne (u. a. metastatisch oder bei Hodgkin-Lymphom oder Leukämie).

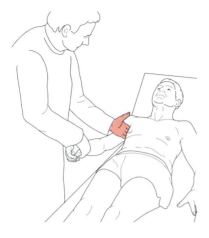

6.4.1 Palpation der Achsellymphknoten rechts.

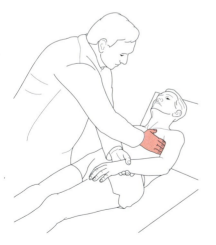

6.4.2 Palpation der Achsellymphknoten links.

6.5.1–6.5.3 Lymphknoten Halsbereich

Die Lymphknoten werden mit den Fingerspitzen ertastet: supraklavikulär, zervikal mit den Leitmuskeln Musculus sternocleidomastoideus und Musculus trapezius, submental und submandibulär, prä- und retroaurikulär sowie okzipital.

Vergrößert tastbare Lymphknoten sind pathologisch, z. B. supraklavikulär links (so genannte Virchow'sche Drüse) metastatisch bei fortgeschrittenem Magenkarzinom, Morbus Hodgekin, nuchal bei Röteln u. a.

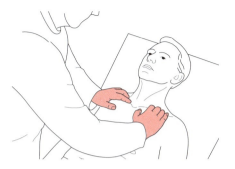

6.5.1 Palpation der Halslymphknoten supraklavikulär.

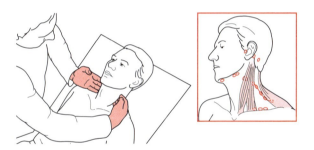

6.5.2 Palpation der Halslymphknoten zervikal.

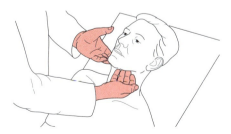

6.5.3 Palpation der Halslymphknoten submental und submandibulär.

6.6.1–6.6.3 Mundinspektion, Rachen, Hirnnerven IX, X, XII, Nn. glossopharyngeus, vagus, hypoglossus

Fordern Sie den Patienten auf, seine Zunge herauszustrecken, und inspizieren Sie die gesamte Zunge.

Achten Sie sowohl darauf, ob sie symmetrisch gerade herausgestreckt wird (bei einseitiger Hypoglossusparese weicht die Zunge beim Herausstrecken zur gelähmten Seite ab), als auch auf die Zungenoberfläche (normal: feucht, rosig, rau). Mögliche klinische Zeichen sind z. B. eine bläuliche Färbung (zentrale Zyanose) oder weiße Beläge (Soor). Diese sind von Befunden ohne Krankheitswert zu unterscheiden (z. B. Lingua plicata).

Danach inspizieren Sie nach Herunterdrücken der Zunge mit dem Mundspatel die gesamte Mundhöhle einschließlich Zähne und Zahnfleisch, auch nach Geschwüren/Tumoren.

Fordern Sie dann den Patienten auf, zu schlucken und ein langes „Aa" zu sagen (Gaumensegel hebt sich) und beurteilen dabei den angrenzenden Rachen.

Achten Sie z. B. auf regelrechte Morphologie (Gaumenmandeln, zwischen vorderem und hinterem Gaumenbogen, kleinmandelgroß, glatt und ohne Beläge), zentralen Sitz von Gaumensegel und Zäpfchen sowie ob Schlucken und Phonation unauffällig sind.

Bei einseitiger Vagusparese weicht das Zäpfchen zur gesunden Seite ab (Kulissenphänomen). Einseitige Parese des Nervus recurrens vagi führt zu Heiserkeit, doppelseitige zu Aphonie. Bei unauffälliger sensorischer Glossopharyngeusleitung ist das Geschmacksempfinden im hinteren Zungendrittel normal.

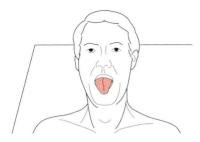

6.6.1 Inspektion der Zunge.

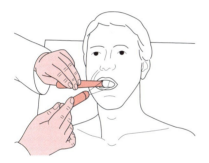

6.6.2 Inspektion der Mundhöhle.

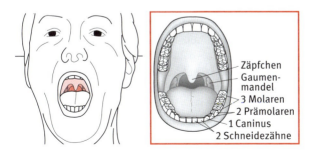

Zäpfchen
Gaumen-
mandel
3 Molaren
2 Prämolaren
1 Caninus
2 Schneidezähne

6.6.3 Inspektion des Rachens.

6.7.1 Augeninspektion

Beurteilen Sie die Farbe der Konjunktiven (normal: kapilläre Rosafärbung), die normalerweise mit der Höhe der Hämoglobinkonzentration im Blut korreliert, indem Sie die unteren Lider mit ihren Daumen nach unten ziehen, während der Patient nach oben schaut.

Blasse Konjunktivalsäcke können ein klinisches Zeichen für Anämie sein (aber bei lokaler Irritation mit Rötung nicht erkennbar), Gelbfärbung (so genannte Sklerenikterus) zeigt eine Hyperbilirubinämie an.

Achten Sie auf weitere okuläre Befunde: Kayser-Fleischer-Ring (klinisches Zeichen für Morbus Wilson), konjunktivale, ziliare bzw. gemischte Injektion (bei Konjunktivitis bzw. Iritis), Arcus lipoides senilis (ohne Krankheitswert).

Im Bereich der Augenlider sind auf Schwellung (einseitig z. B. bei Hordeolum, Chalazion und mit so genannter Paragraphenform der Lidspalte einhergehend bei Dakryoadenitis; beidseits z. B. bei allergisch oder durch Niereninsuffizienz bedingtem Lidödem), Xanthelasmen (klinisches Zeichen der primären Hyperlipoproteinämie Typ II) sowie Ektropium/Entropium (z. B. senil) zu achten. Eine einseitige Lidptose kann z. B. durch Parese des Musculus levator palpebrae superioris bei Lähmung des Nervus oculomotorius (III) oder des Musculus tarsalis superior bei Läsion des Sympathikus (z. B. im Rahmen eines Horner-Syndroms in Kombination mit Miosis und Enophtalmus) verursacht sein. Ein Lagophtalmus (erweiterter, nicht schließbarer Lidspalt) kann mechanisch (Exophthalmus) oder neurologisch (Parese des Musculus orbicularis oculi bei ipsilateraler peripherer Fazialisparese mit Bell'schem Phänomen: sichtbares Sklerenweiß infolge physiologischer Bulbusrotation bei Lidschluss) bedingt sein.

Schließlich sind auch die Pupillen auf Miosis, Mydriasis, Anisokorie oder Entrundung zu inspizieren.

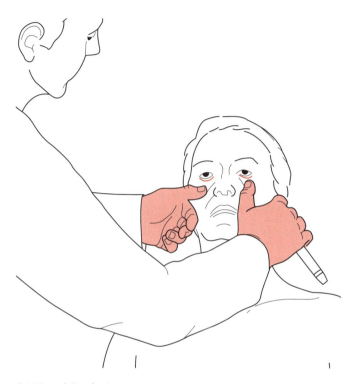

6.7.1 Inspektion der Augen.

6.8.1–6.8.4 Lichtreaktion direkt und indirekt

6.8.1 Lichtreaktion

Der Patient wird aufgefordert, in die Ferne zu blicken. Dann werden die Pupillen streng seitengetrennt mit einer gut fokussierenden Taschenlampe plötzlich beleuchtet und gleichzeitig die Pupillenreaktionen des beleuchteten Auges (direkte Lichtreaktion sowie des nichtbeleuchteten Auges (indirekte, konsensuelle Lichtreaktion) beobachtet (normal: prompt Miosis direkt und indirekt).

Pathologische Pupillenreflexe (Pupillenstarre) beruhen auf afferenten oder efferenten Störungen der Pupillenreflexbahn. Bei der amaurotischen Pupillenstarre (afferent, z. B. durch Zentralarterienverschluss) fehlt die direkte Lichtreaktion bei kontralateral (Belichtung des gesunden Auges) erhaltener indirekter Lichtreaktion und Konvergenzreaktion. Bei der reflektorischen Pupillenstarre (Schädigung im Bereich der Umschaltung von Afferenz auf Efferenz: mesenzephal vor dem parasympathischen Edinger-WestphalKern des Nervus oculomotorius) besteht Lichtstarre (sowohl direkt als auch indirekt) bei erhaltener Konvergenzreaktion (Licht-Nah-Dissoziation, z. B. als so genanntes Argyll-Robertson-Phänomen bei Neurosyphilis). Bei der absoluten Pupillenstarre (efferente Störung, z. B. durch Hirndrucksteigerung oder bei Schädigung des Ganglion ciliare) fehlen sowohl Licht- als auch Naheinstellungsreaktion der Pupille (innere Okulomotoriusparese, Ophtalmoplegia interna, mit Mydriasis paralytica).

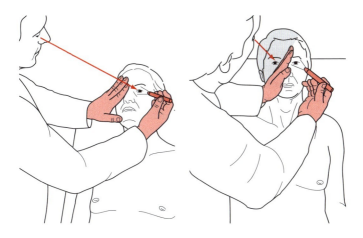

6.8.1 Direkte Lichtreaktion links.

6.8.2 Indirekte Lichtreaktion links.

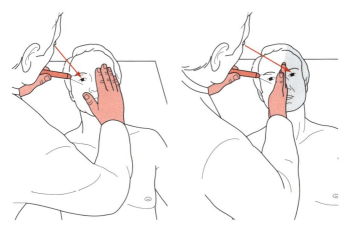

6.8.3 Direkte Lichtreaktion rechts.

6.8.4 Indirekte Lichtreaktion rechts.

6.9.1–6.9.2 Naheinstellung, Akkomodation

Der Patient wird aufgefordert, auf einen ca. ein Meter von ihm entfernten Gegenstand in Augenhöhe (z. B. Taschenlampe) zu fixieren, der dann schnell sehr nah (ca. 20 cm) auf das Gesicht des Patienten median zubewegt wird. Dabei werden die Pupillenreaktionen beider Augen beobachtet (normal: Miosis mit bulbärer Konvergenzreaktion und nicht sichtbarer Nahakkomodation).

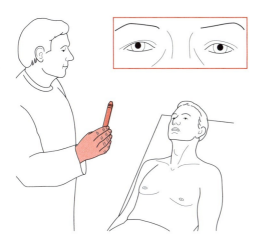

6.9.1 Naheinstellungsreaktion, Blick in die Ferne.

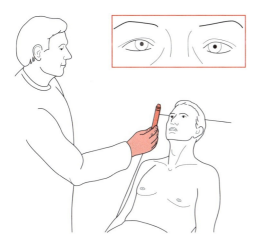

6.9.2 Naheinstellungsreaktion, Fokussierung der Nähe.

6.10.1–6.10.6 Augenmuskeltestung, Hirnnerven III, IV, VI, Nn. oculomotorius, trochlearis, abducens

Der Patient wird aufgefordert, dem Zeigefinger des Untersuchers mit seinen Augen zu folgen, ohne dabei den Kopf zu bewegen. Der Untersucher hält seinen Zeigefinger in Augenhöhe des Patienten in ca. einem Meter Abstand vor dem Patientengesicht und bewegt ihn nun, die Augenbewegungen des Patienten beobachtend, nacheinander in sechs Prüfrichtungen:

- nach rechts lateral,
- lateral oben und
- lateral unten sowie
- links lateral,
- lateral oben und
- lateral unten.

Bei Prüfrichtung nach lateral werden der ipsilaterale Musculus rectus lateralis bulbi (Nervus abducens, VI) und der kontralaterale Musculus rectus medialis bulbi (Nervus oculomotorius, III) untersucht.

Bei Prüfrichtung nach lateral oben werden der ipsilaterale Musculus rectus superior (Nervus oculomotorius, III) und der kontralaterale Musculus obliquus inferior (Nervus oculomotorius, III) untersucht.

Bei Prüfrichtung nach lateral unten werden der ipsilaterale Musculus rectus inferior (Nervus oculomotorius, III) und der kontralaterale Musculus obliquus superior (Nervus trochlearis, IV) untersucht.

Das heißt also, nur in der lateralen oder medialen Bulbusstellung kann die Blickrichtung nach oben oder unten den entsprechenden einzelnen Augenmuskel testen (siehe Schema zu den Einzelwirkungen der Augenmuskeln). Heben oder Senken des Blickes aus der Neutralstellung testet immer mehrere Muskeln gleichzeitig.

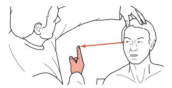

6.10.1 Prüfung der externen Augen-muskeln, nach links lateral.

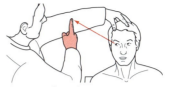

6.10.2 Prüfung der externen Augenmuskeln, nach links oben.

| rechtes Auge | linkes Auge | **Schema** zu den Einzelwirkungen der Augenmuskeln | rechtes Auge | linkes Auge |

rs: Musculus rectus superior
rl: Musculus rectus lateralis
ri: Musculus rectus inferior

oi: Musculus obliquus inferior
rm: Musculus rectus medialis
os: Musculus obliquus superior

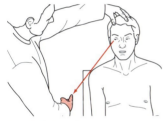

6.10.3 Prüfung der externen Augenmuskeln, nach links unten.

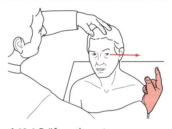

6.10.4 Prüfung der externen Augenmuskeln, nach rechts lateral.

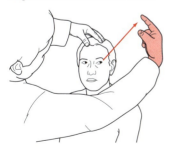

6.10.5 Prüfung der externen Augen-muskeln, nach rechts oben.

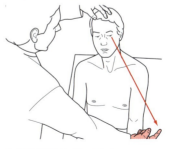

6.10.6 Prüfung der externen Augenmuskeln, nach rechts unten.

6.11.1–6.11.2 Gesichtsfeldprüfung, Hirnnerv II, N. opticus

Der Untersucher schaut den Patienten aus einem Abstand von ca. 0,5 Metern an. Er schließt ein Auge, der Patient verdeckt das Auge, welches dem geschlossenen Auge des Untersuchers gegenüberliegt, mit einer Hand (Gesichtsfeldprüfung links; Gesichtsfeldprüfung rechts). Untersucher und Patient fixieren mit dem offenen Auge jeweils die Nasenspitze ihres Gegenübers. In einer Ebene, genau in der Mitte zwischen Untersucher und Patient, führt der Untersucher nun von außen seinen Zeigefinger, der sich in den Interphalangealgelenken schnell hin- und her bewegt, von verschiedenen Richtungen ins Gesichtsfeld ein. Der Patient soll sagen, wann er den Zeigefinger wahrnimmt. Der Untersucher kontrolliert die Wahrnehmung des Patienten mit seinem eigenen (normalen) Gesichtsfeld. Gesichtsfeldausfälle (Skotome) sind pathologisch und werden durch Perimetrie genauer diagnostiziert.

Anamnestisch kann die Funktion des Nervus opticus (II) eingeschätzt werden durch die Frage, ob der Patient z. B. eine Zeitung gut lesen kann.

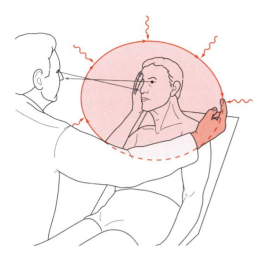

6.11.1 Gesichtsfeldprüfung links.

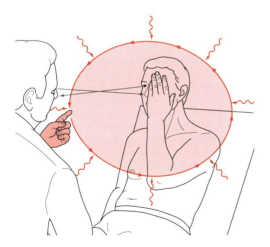

6.11.2 Gesichtsfeldprüfung rechts.

6.12.1–6.12.2 Geruchsprüfung, Hirnnerv I, N. olfactorius

Die Geruchswahrnehmung wird seitengetrennt untersucht: Der Patient wird gebeten, sich ein Nasenloch zuzuhalten und bei geschlossenen Augen aromatische Geruchsproben (z. B. Kamille, Kaffee, Zimt) zu identifizieren.

Eine Anosmie kann durch neurologische Störung der Riechbahn (z. B. bei frontobasalem Schädelhirntrauma mit traumatischem Abriss der Fila olfactoria) oder aber rhinogen (Affektion der Nasenschleimhäute; dann werden auch Trigeminusreizstoffe, wie z. B. Menthol oder Salmiak, nicht wahrgenommen) verursacht sein. Bei Parosmie und Kakosmie, z. B. nach grippalem Infekt mit Rhinitis oder auch bei Temporallappenschädigung, werden Gerüche zwar wahrgenommen, aber eben verändert.

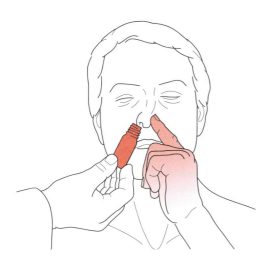

6.12.1 Geruchsprüfung rechts.

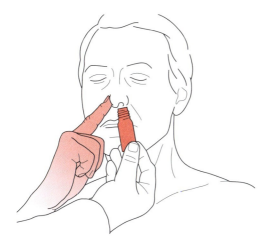

6.12.1 Geruchsprüfung links.

6.13.1–6.13.5 Prüfung Hirnnerv V, N. trigeminus

Die drei Hauptäste der sensorischen Wurzel des Nervus trigeminus werden an ihren Nervenaustrittspunkten (eigentlich nicht Aus-, sondern Eintrittspunkte) beidseits mit den Daumenspitzen auf Druckschmerzhaftigkeit (klinisches Zeichen z. B. bei Trigeminusneuralgie) untersucht:

- Nervus mandibularis (V3) am Foramen mentale,
- Nervus maxillaris (V2) am Foramen infraorbitale und
- Nervus ophtalmicus (V1) am Foramen supraorbitale.

Eine gedachte Senkrechte durch die Pupillen hilft bei der topographischen Orientierung.

Danach wird eine motorische Funktion des Nervus mandibularis (innerviert u. a. Kaumuskulatur) untersucht, indem der Tonus des Musculus masseter beidseits palpiert wird, während der Patient die Zähne zusammenbeißt.

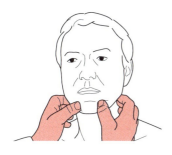

6.13.1 Palpation der Nervenaustrittspunkte, NAP (V 3).

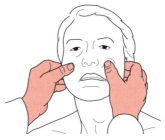

6.13.2 Palpation der Nervenaustrittspunkte, NAP (V 2).

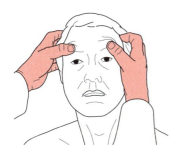

6.13.3 Palpation der Nervenaustrittspunkte, NAP (V 1).

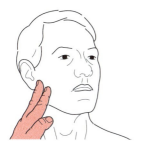

6.13.4 Palpation des M. masseter rechts.

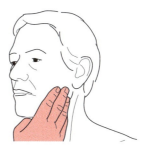

6.13.5 Palpation des M. masseter links.

6.14.1–6.14.2 Kornealreflex, Hirnnerv V, VII, Nn trigeminus, facialis

Ein spitz zusammengedrehter Wattebausch oder eine weiche Papier-
tuchspitze wird – von seitlich kommend – gegen die Kornea geführt.
Leichte Berührung der Kornea löst Zusammenkneifen der Augen
durch reflektorische Kontraktion des Musculus orbicularis oculi
(Innervation durch Nervus facialis) aus. Ein falsch positiver Test erfolgt, wenn man die Hand mit der Watte von vorn dem Auge nähert
(retinoorbikulärer Reflex). Ein falsch negativer Test erfolgt, wenn die
Berührung auf der Konjunktiva stattfindet (Konjunktivalreflex kann
bei Gesunden fehlen, nicht aber der Kornealreflex).

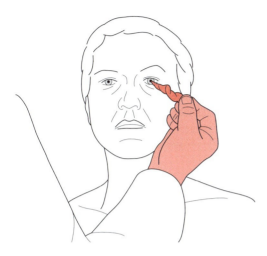

6.14.1 Kornealreflexprüfung links.

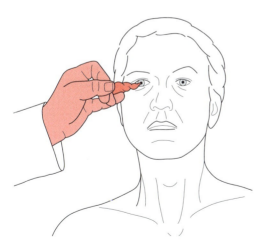

6.14.2 Kornealreflexprüfung rechts.

6.15.1–6.15.4 Mimische Muskeln, Hirnnerv VII, N. facialis

Bereits durch Inspektion während des Anamnesegesprächs können klinische Zeichen einer Fazialisparese auffallen (z. B. asymmetrische Nasolabialfalten). Um die motorische Funktion des Nervus facialis (u. a. Innervation der mimischen Muskulatur) genauer zu untersuchen, wird der Patient gebeten:

- seine Zähne zu zeigen (bleibt ein Mundwinkel in seiner Stellung zurück?,
- seine Wangen aufzublasen (lässt eine Wange bei leichtem Druck deutlich seitenunterschiedlich Luft ab?),
- seine Augen zu schließen(lässt sich ein Auge deutlich seitenunterschiedlich mit dem Daumen gegen die Kraft des Musculus orbicularis oculi öffnen?),
- nach oben zu schauen (diese Aufforderung bringt am deutlichsten ein Stirnrunzeln hervor).

Nur die Stirnmuskeln und die periorbitalen Muskeln werden supranukleär von beiden Hemisphären innerviert, so dass dadurch die Parese grob lokalisiert werden kann:

- so genannte zentrale Fazialisparese (Stirnrunzeln und Augenschluss möglich): faziale Monoparese bei kortikaler Läsion oder Störung im Bereich des Tractus corticonuclearis,
- so genannte periphere Fazialisparese (Stirnrunzeln nicht möglich, Lagophtalmus mit Bell'schem Phänomen: nukleäre Läsion oder periphere Schädigung des Nervus facialis (s. S. 90).

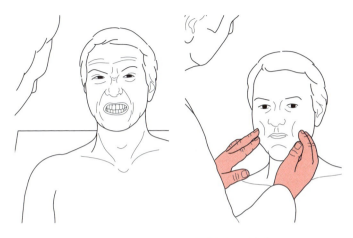

6.15.1 Prüfung M. orbicularis oris, u. a.

6.15.2 Prüfung M. buccinator, u. a.

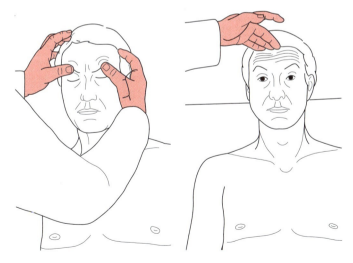

6.15.3 Prüfung M. orbicularis oculi.

6.15.4 Prüfung M. frontalis.

6.16.1–6.16.2 Hörprüfung, Hirnnerv VIII, N. statoacusticus

Die Hörprüfung am Krankenbett bietet im Gegensatz zur apparativen Audiometrie nur eine grobe Orientierung.

Bei der **Hörweitenprüfung** wird die Flüster- und Umgangssprache mit viersilbigen Zahlwörtern seitengetrennt aus ca. sechs Metern Entfernung geprüft, das abgewandte Ohr wird abgedichtet. Normalerweise wird Flüstersprache aus mindestens sechs Meter Abstand verstanden.

Ein pathologischer Befund (Schwerhörigkeit) kann durch Stimmgabelprüfungen (v. a. Weber- und Rinne-Versuch) weiter differenziert werden in Schallleitungs- (im äußeren Gehörgang oder Mittelohr; Selbstversuch: Zuhalten eines Ohres) und Schallempfindungsstörung (im Innenohr). Lateralisierung im **Weber-Versuch** (Aufsetzen der schwingenden 440-Hz-Stimmgabel auf die Mitte des Schädels) ist pathologisch: nach ipsilateral bei einseitiger Störung der Schallleitung, nach kontralateral bei einseitiger Schallempfindungsstörung. Ein negativer **Rinne-Versuch** (schwingende Stimmgabel auf Mastoid setzen, bis vom Patienten kein Ton mehr wahrgenommen wird, dann unverzüglich die Stimmgabel vor das ipsilaterale Ohr halten) ist ein klinisches Zeichen der Schallleitungsstörung: Der Ton wird nicht gehört (Knochenleitung besser als Luftleitung). Bei Gesunden und Schallempfindungsstörung dagegen wird der Ton wieder wahrgenommen (positiver Rinne-Versuch).

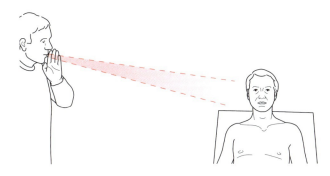

6.16.1 Hörprüfung rechts.

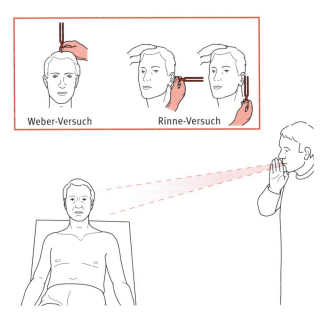

Weber-Versuch   Rinne-Versuch

6.16.2 Hörprüfung links.

6.17.1–6.17.3 Prüfung Hirnnerv XI, N. accessorius

Der Patient wird gebeten, gegen manuellen Widerstand durch den Untersucher den Kopf nach links und dann nach rechts zu drehen. Dabei wird die grobe Kraft des Musculus sternocleidomastoideus (Innervation durch Nervus accessorius) beurteilt. Der ebenfalls vom Nervus accessorius innervierte Musculus trapezius wird untersucht, indem der Patient gegen manuellen Widerstand durch den Untersucher seine Schultern anhebt.

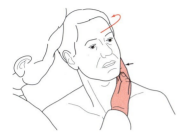

6.17.1 Prüfung des Musculus sternocleidomastoideus links.

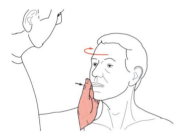

6.17.2 Prüfung des Musculus sternocleidomastoideus rechts.

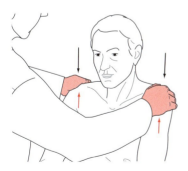

6.17.3 Prüfung des Musculus trapezius.

6.18.1–6.18.3 Zentraler Venendruck, Venenpuls

Anhand der Jugularvenenfüllung (Vena jugularis externa) kann am sitzenden Patienten (Oberkörperhochlage um 45°) der ZVD grob eingeschätzt werden, indem der Abstand zwischen zwei gedachten Horizontalen gemessen wird:

1. durch den Angulus sterni sowie
2. durch den kranialsten Punkt sichtbarer Oszillationen der Vena jugularis externa.

Ein Messergebnis von 2–3 cm ist normal (entspricht einem ZVD von ca. 7–8 cm H_2O). Bei unsicherer Beobachtung der Höhe der Jugularvenenfüllung kann durch Auflegen einer Fingerkante oberhalb der Klavikula die Jugularvene sichtbar aufgestaut und nach Entfernen des Fingers erneut beurteilt werden.

Pathologische Erhöhung des Jugularvenendrucks ist ein klinisches Zeichen der oberen Einflussstauung, z. B. bei Rechtsherzinsuffizienz. Eine zunehmende Jugularvenenfüllung durch manuellen festen anhaltenden Druck in den rechten oberen Abdominalquadranten (hepatojugulärer Reflux) ist ein klinisches Zeichen bei Stauungsleber.

Der nur der Inspektion und nicht der Palpation zugängliche Venenpuls wird über der Vena jugularis interna beobachtet, und zwar zwischen dem klavikulären und dem sternalen Ansatz oder gerade lateral des klavikulären Ansatzes des Musculus sternocleidomastoideus. Die venöse Pulsation wird bei jedem Herzzyklus in der Regel als Doppelschlag (a-Welle, v-Welle) wahrgenommen. Bei Vorhofflimmern z. B. fehlt dagegen die a-Welle.

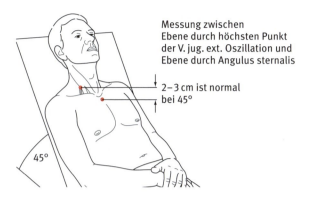

Messung zwischen
Ebene durch höchsten Punkt
der V. jug. ext. Oszillation und
Ebene durch Angulus sternalis

2–3 cm ist normal
bei 45°

45°

6.18.1 Klinische Schätzung des zentralen Venendrucks.

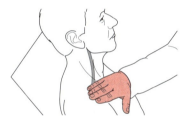

6.18.2 Provokation zum Erkennen der V. jugularis externa.

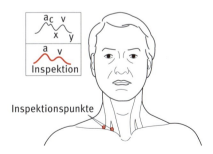

Inspektionspunkte

6.18.3 Inspektion des Jugularvenenpulses.

6.19.1–6.19.2 Palpation Trachea und Schilddrüse

Mit Zeigefinger und Daumen werden palpatorisch in der Fossa jugularis (über Incisura jugularis sterni) bei gering vorgeneigtem Kopf (zur besseren Entspannung) die Mittelständigkeit der Trachea, die seitliche Mobilität bei seitlichem Druck und soweit möglich der inferiore Verlauf beurteilt. Eine seitlich abgewichene Trachea kann z. B. klinisches Zeichen einer Struma sein.

Der Untersucher steht hinter dem Patienten und palpiert mit dem Zeige- und Mittelfinger am medialen Rand des Musculus sternocleidomastoideus in die Tiefe, d. h. nach kaudal, dorsal und lateral. Zur Entspannung der umliegenden Gewebe kann der Kopf des Patienten etwas seitlich nach vorn geneigt werden und seitlicher Druck auf den Schildknorpel (Cartilago thyroidea) durch die nicht palpierende Hand des Untersuchers ausgeübt werden. Gelegentlich ist die Kopfreklination vorteilhaft. Bei einem Schluckakt hebt sich die Schilddrüse gering an und gleitet unter den palpierenden Fingern nach oben. Der obere und seitliche Bereich einer vergrößerten Schilddrüse (Struma) können so getastet und bezüglich Oberfläche, Konsistenz und Druckschmerz (mögliches klinisches Zeichen einer Thyroiditis) beurteilt werden. Zur Verlaufsbeobachtung wird zusätzlich der Halsumfang gemessen. Ein unter Umständen palpables Schwirren kommt meist bei hyperthyreoter Struma infolge thyroidealer Mehrperfusion vor (häufig mit auskultatorischem Gefäßgeräusch). Bei Palpation von Schilddrüsenknoten (Struma nodosa) ist besonders auf die regionären Lymphknoten zu achten (wegen der DD maligner Schilddrüsentumore).

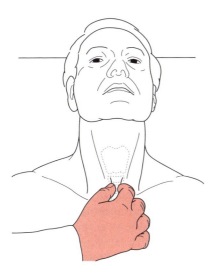

6.19.1 Palpation Trachea.

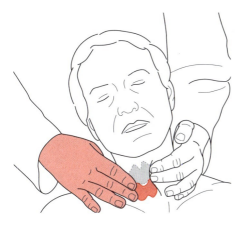

6.19.2 Palpation Schilddrüse.

6.20.1–6.20.3 Stimmfremitus und vergleichende Perkussion

Während der Patient wiederholt das Wort „Neunundneunzig" (tiefe Frequenzen) laut spricht, wird der Thorax des Patienten dorsal von kranial nach kaudal seitenvergleichend mit flach aufgelegten Handflächen auf palpable Vibrationen (Stimmfremitus) untersucht. Bei pulmonaler Infiltration ist der Stimmfremitus verstärkt (d. h., der Grundton der tiefen Stimme wird mit größerer Amplitude zur Brustwand geleitet), aufgehoben dagegen z. B. bei Pneumothorax oder Pleuraerguss.

Zur vergleichenden Perkussion (laute indirekte Perkussion) dorsal steht der Untersucher auf der rechten Patientenseite – von Angesicht zu Angesicht mit dem aufsitzenden Patienten – leicht über dessen Schulter gebeugt und klopft auf das Mittelglied seines horizontal und fest aufgelegten linken Mittelfingers (Plessimeterfinger; Plessimeter: historisches Plättchen-Instrument, auf das mit dem Perkussionshammer geklopft wurde). Der schlagende Finger ist der rechte Mittelfinger, der vertikal von etwas schräg oben kommt und in jedem seiner Gelenke ca. 45° gebeugt ist (der 4. und 5. Finger sind stärker gebeugt, der 2. Finger ist kaum gebeugt). Der Schlag kommt etwas federnd, eher aus dem Handgelenk als aus dem Arm, und trifft (stets bei gleicher Stärke des Anschlags) mit der Fingerspitze und nicht mit der flachen Fingerkuppe. Daher muss der Fingernagel für einen effektiven Anschlag kurzgeschnitten sein. Der Untersucher führt den Perkussionsschlag also in Richtung auf sich selbst aus (bei der Perkussion der ventralen Thoraxwand dagegen weg von sich). Der erzeugte Klopfschall korrespondierender Stellen rechts und links wird verglichen.

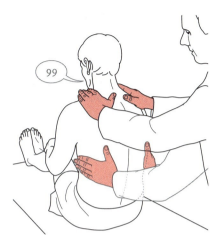

6.20.1 Stimmfremitus, dorsal.

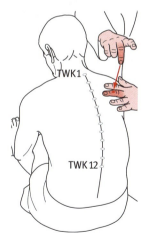

6.20.2 Perkussion, Thorax dorsal.

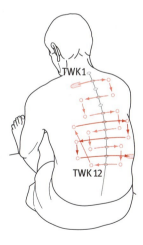

6.20.3 Vergleichende Perkussion, Thorax dorsal.

6.21.1 Grenzperkussion, Verschieblichkeit der unteren Lungengrenze

Die Verschieblichkeit der unteren Lungengrenzen wird durch seitengetrennte Grenzperkussion untersucht, indem die perkutorisch ermittelten unteren Lungengrenzen in tiefer Inspiration (den Patienten auffordern, tief Luft zu holen und die Luft anzuhalten; Perkussion von kranial nach kaudal) mit der in tiefer Exspiration (Patienten ausatmen und Luft anhalten lassen; Perkussion von kaudal nach kranial) verglichen werden.

Nach Erreichen einer Zone relativer Klopfschalldämpfung durch laute indirekte Perkussion von kranial nach kaudal kippt zur Grenzperkussion der Plessimeterfinger etwas nach vorn (dadurch liegt nur noch das Endglied des linken Mittelfingers auf) und der Anschlag mit dem rechten Mittelfinger erfolgt etwas leichter und trifft etwas weiter distal auf den Plessimeterfinger (also genau über dem distalen Interphalangealgelenk) als bei der vergleichenden (lauten) Perkussion. So wird nur ein kleinerer Gewebeteil in Schwingungen versetzt und es erfolgt auf engstem Abstand eine deutliche Klopfschallveränderung (von relativ gedämpft nach absolut gedämpft), die die Organgrenze anzeigt. Der Plessimeterfinger wird immer parallel zur erwarteten Organgrenze aufgelegt. Die Stelle der unteren Grenze wird markiert, und nach Ausatmen und Bestimmung der oberen Grenze wird der Abstand der beiden Grenzen gemessen.

Die normale untere Lungengrenze liegt paravertebral etwa in Höhe des 11. thorakalen Wirbelkörpers und ist 5 bis 6 cm atemverschieblich. Verminderte Verschieblichkeit liegt z. B. bei einem Lungenemphysem vor.

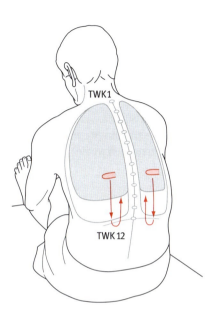

TWK1

TWK 12

6.21.1 Grenzperkussion, Verschieblichkeit der unteren Lungengrenze.

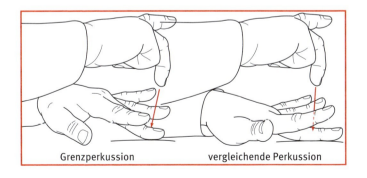

Grenzperkussion   vergleichende Perkussion

6.22.1–6.22.3 Lungenauskultation dorsal und Bronchophonie

Die Lunge wird dorsal von kranial nach kaudal im Seitenvergleich auskultiert, während der Patient mit offenem Mund gleichmäßig und ruhig tief ein- und ausatmet.

Durch Auskultation, während der Patient wiederholt „sechsundsechzig" flüstert, können über Lungeninfiltrationen scharfe und klare Konsonanten und Vokale wahrgenommen werden.

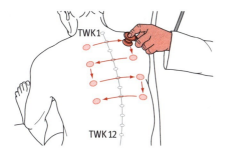

6.22.1 Lungenauskultation dorsal, vergleichend.

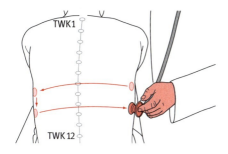

6.22.2 Lungenauskultation dorsolateral, vergleichend.

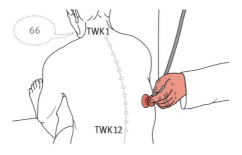

6.22.3 Bronchophonie, Thorax dorsal.

6.23.1–6.23.3 Rücken, Klopfschmerz, Inspektion, Palpation

Die Wirbelsäule wird bei vorgebeugtem Patientenoberkörper tangential von oben mit Blickrichtung nach kaudal inspiziert (z. B. auf Skoliose) und dann werden die Dornfortsätze von kranial nach kaudal (deutlich, aber einfühlsam) beklopft. Danach erfolgt die Untersuchung der NierenlagerTWK 12 bis LWK 3), jeweils rechts und links durch einen lockeren, einfühlsamen Schlag. Ein diffuser Wirbelsäulenklopfschmerz kommt bei Osteoporose, ein umschriebener Klopfschmerz z. B. bei Fraktur oder Spondylitis vor. Ein Klopfschmerz in der Nierengegend ist klinisches Zeichen u. a. einer Pyelonephritis. Durch Palpation des Rückens werden Anasarka erkannt (bleibender Fingereindruck).

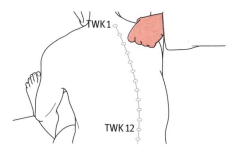

6.23.1 Wirbelsäulenklopfschmerz?

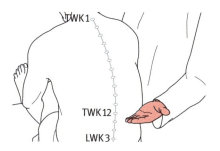

6.23.2 Nierenlagerklopfschmerz?

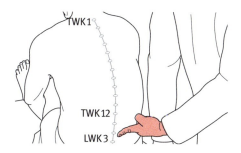

6.23.3 Anasarka?

6.24.1–6.24.2 Inspektion, Thorax ventral

Beurteilt werden Thoraxform (z. B. Fassthorax bei Lungenemphysem, Pectus carinatum mit Harrison-Furche bei Rachitis) sowie die normalerweise symmetrischen Atemexkursionen: Bei tiefer Inspiration weichen die Rippenbögen nach außen und durch das tiefer tretende Zwerchfell wölbt sich das Abdomen vor, die Zwischenrippenräume werden als Eindellungen sichtbar. Einseitige Störung der Expansion kann z. B. auf einen Lungen- oder Pleuraprozess hinweisen, paradoxe Expansion auf eine Rippenserienfraktur. Zusätzlich ist auf pathologische Atmungstypen (z. B. Kussmaul- oder Cheyne-Stokes-Atmung) zu achten. Eine exspiratorische Luftnot mit verlängerter Ausatmungsphase findet sich bei bronchialer Obstruktion im Asthmaanfall – eine inspiratorische Luftnot mit inspiratorischem Stridor bei Trachealstenose, d. h. Verengung, Schwellung, Hindernis, Fremdkörper in den proximalen Luftwegen. Thorakale Hautveränderungen geben ebenfalls Krankheitshinweise (z. B. Naevus araneus bei Leberzirrhose).

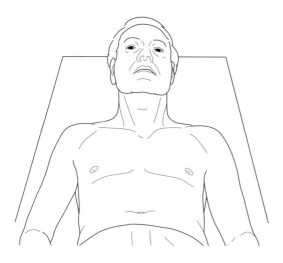

6.24.1 Inspektion, Thorax in Exspiration.

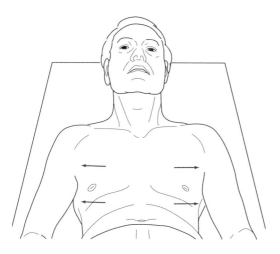

6.24.2 Inspektion, Thorax in Inspiration.

6.25.1–6.25.2 Palpation, Thorax ventral

Der Untersucher legt seine Finger am seitlichen Thorax während der Exspiration des Patienten so an, dass sich die Daumen in der Mittellinie treffen. Nun wird der Patient aufgefordert, tief einzuatmen. Der Untersucher hält dabei die Fingerspitzen fixiert, während die Daumen locker auseinandergleiten. Normalerweise entfernen sich die Daumen beidseits gleich von der Mittellinie in einem von Daumen zu Daumen geschätzten Gesamtabstand von mindestens 5 cm. Genauer ist die Messung mit einem Bandmaß, das in Mamillenhöhe um den Thorax gelegt wird (Differenz nach Ein- und Ausatmung: normalerweise 5–10 cm). Mangelnde Thoraxexpansion liegt z. B. bei Pleuraerguss vor.

Der Thorax wird palpiert, während der Patient das Wort „neunundneunzig" (tiefe Frequenzen) laut spricht.

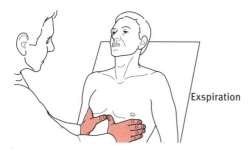

6.25.1 Palpation, Thorax in Exspiration.

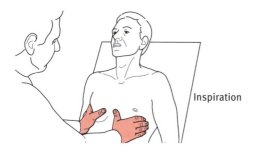

6.25.2 Palpation, Thorax in Inspiration.

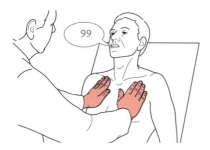

6.25.3 Stimmfremitus, Thorax ventral.

6.26.1–6.26.3 Perkussion, Thorax ventral

Die seitengetrennte ventralthorakale Grenzperkussion von kranial nach kaudal ergibt durch Klopfschallveränderung (rechts: von sonor nach hepatischer Dämpfung, links: von sonor nach gastraler Tympanie) die Lungengrenze normalerweise in der Medioklavikularlinie ca. in Höhe der 6. Rippe, in der mittleren Axillarlinie in Höhe der 7. Rippe, in der Skapularlinie in Höhe der 9. Rippe und paravertebral in Höhe des 11. thokakalen Wirbelkörpers.

Der laute, sonore Klopfschall wird am flach liegenden Patienten rechts ab dem 4. oder 5. Interkostalraum relativ gedämpft, da in der Tiefe die sich nach oben wölbende Leberkuppel nun vom Klopfimpuls mit erfasst wird. Perkutiert man nun leise durch Grenzperkussion nach kaudal weiter, so versetzt man nur noch den Lungenkeil in Schwingungen, und es erfolgt in engstem Abstand plötzlich eine erneute deutliche Dämpfung (absolute Dämpfung), dann nämlich, wenn nur noch die Leber perkutorisch erfasst wird. Hier befindet sich die Lungen-Leber-Grenze (entspricht der unteren Lungengrenze und dem Beginn der absoluten Leberdämpfung). Die untere Lebergrenze wird durch Grenzperkussion von kaudal nach kranial bestimmt (Klopfschallwechsel von tympanitisch nach gedämpft). Der Abstand vom Beginn der absoluten Leberdämpfung zur unteren Lebergrenze in Zentimetern (normal: 7–10 cm, abhängig von Körpergröße, Faktor X) ist ein grobes Maß für die Lebergröße.

Im Seitenvergleich wird von kranial nach kaudal laut perkutiert und der Klopfschall beurteilt.

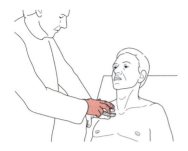

6.26.1 Perkussion, Thorax ventral.

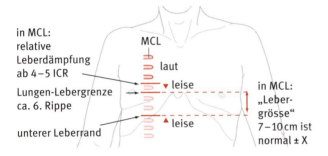

in MCL:
relative
Leberdämpfung
ab 4–5 ICR

MCL

laut

▼ leise

Lungen-Lebergrenze
ca. 6. Rippe

▲ leise

unterer Leberrand

in MCL:
„Leber-
grösse"
7–10 cm ist
normal ± X

6.26.2 Lebergrösse, Grenzperkussion.

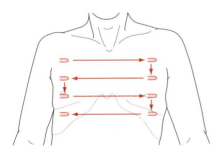

6.26.3 Perkussion, Thorax ventral, vergleichend.

6.27.1–6.27.2 Auskultation, Thorax ventral, Bronchophonie

Während der Patient durch den geöffneten Mund ein- und ausatmet, wird die Lunge seitenvergleichend von kranial nach kaudal auskultiert und die Atemgeräusche (normal: vesikulär bzw. im apikalen parasternalen Bereich bronchovesikulär) sowie evtl. vorhandene Nebengeräusche werden beurteilt. Mit dem Trichterteil des Stethoskops werden tiefe Frequenzen (z. B. vesikuläres Atemgeräusch) besser wahrgenommen, mit dem Membranteil dagegen die höheren Frequenzen, z. B. bronchiales Atemgeräusch und Bronchophonie.

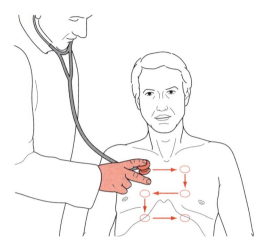

6.27.1 Auskultation, Thorax ventral, vergleichend.

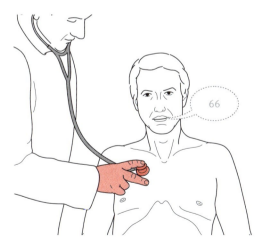

6.27.2 Bronchophonie, Thorax ventral.

6.28.1–6.28.2 Palpation Herz

Zunächst legt der Untersucher seine rechte Hand flach und fest in kraniokaudaler Richtung auf das Sternum und prüft, ob Schwirren oder Pulsationen (z. B. hebender Herzimpuls am linken unteren Sternalrand bei Rechtsherzhypertrophie) zu tasten sind. Anschließend wird zur Untersuchung des Herzspitzenstoßes die rechte Hand quer auf den Thorax gelegt, so dass die Handwurzel über dem unteren Sternumdrittel und die Finger links außen über der Herzspitze zu liegen kommen. Der normale Herzspitzenstoß wird als kurzes Anklopfen auf einem kleinen münzgroßen Areal wahrgenommen und liegt innerhalb der Medioclavicularlinie nicht weiter kaudal als der 5. Interkostalraum. Er kann bei Linksherzdilatation nach lateral und kaudal verschoben sein.

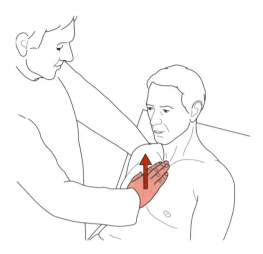

6.28.1 Herzimpuls, links parasternal hebend?

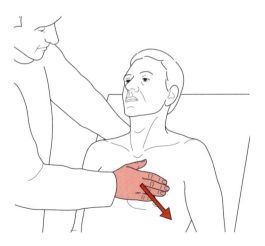

6.28.2 Herzspitzenstoss, links verlagert?

6.29.1 Herzperkussion

Durch Grenzperkussion wird die Herzgrenze mit relativer und absoluter Dämpfung ermittelt. Die relative Grenze verläuft normalerweise am Sternalrand rechts in kraniokaudaler Richtung und auf der linken Seite zunächst am Sternalrand links und dann ab dem 3. Interkostalraum links in einem leicht konvexen Bogen zur Herzspitze. Der Bereich der absoluten Dämpfung ist deutlich kleiner als der der relativen und reicht nach oben bis zur 4. Rippe. Bei einem Perikarderguss ergibt sich eine zeltförmige, beidseits deutlich verbreiterte relative und absolute Dämpfungsfigur, bei Aneurysma der aszendierenden Aorta eine deutlich ausladende Dämpfung im Bereich des 2. Interkostalraums rechts.

1. Perkussion der absoluten
   Lebergrenze (6. Rippe in
   MCL ist normal)
2. Übertragung der Grenze
   nach links
3. + 4. Perkussion der
   relativen (laut)
   und der
   absoluten
   (leise)
   Herzgrenze

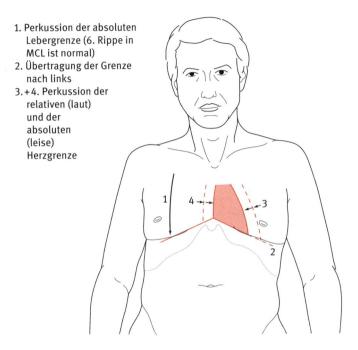

6.29.1 Herzperkussion.

6.30.1–6.30.3 Herzauskultation, A.-carotis-Auskultation

Durch Fortleitung der Schallphänomene von den Herzklappen zur Thoraxoberfläche entsprechend der Blutflussrichtung ergeben sich definierte Auskultationspunkte für jede Herzklappe:

- Aortenklappe (A): 2. ICR (Interkostalraum) parasternal rechts,
- Pulmonalklappe (P): 2. ICR parasternal links,
- Trikuspidalklappe (T): 4. ICR sternal rechts und links,
- Mitralklappe (M): Herzspitze,
- Erb'scher Punkt (E; zentraler Auskultationspunkt für alle Schallphänomene des Herzens): 3. ICR parasternal links.

Die Einordnung von Herzgeräuschen erfordert die sichere Identifikation der Herztöne. Lateral des Schildknorpels medial des Musculus sternocleidomastoideus im Trigonum caroticum ist der Carotispuls (zeitlich kurz nach dem 1. Herzton) zu tasten.

Über dem Trigonum caroticum wird die Arteria carotis dahingehend auskultiert, ob Gefäßgeräusche (pathologisch) wahrzunehmen sind. Diese können entweder im Herzen entstanden sein (fortgeleitetes Herzklappengeräusch) oder aber in der Carotis selbst (durch turbulente statt laminäre Strömung z. B. bei Carotisstenose) entstehen.

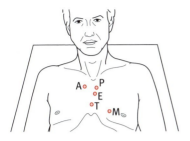

6.30.1 Herzauskultationspunkte.

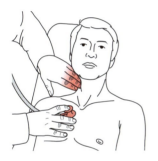

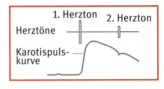

1. Herzton 2. Herzton

Herztöne

Karotispuls-
kurve

Herzauskultation
(Palpation des A. carotis-Pulses
zur Identifikation des 1. Herztons)

6.30.2 Identifikation des 1. Herztons.

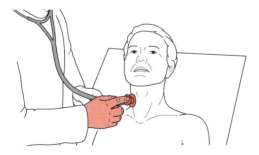

Abb. 6.30.3 Auskultation der Arteria carotis.

6.31.1–6.31.2 Herzauskultation, Geräuschprovokation

Das Herzgeräusch bei Aortenklappeninsuffizienz wird in dieser Körperlage besonders deutlich wahrgenommen.

Das Herzgeräusch bei Mitralklappenstenose wird in dieser Körperlage besonders deutlich wahrgenommen.

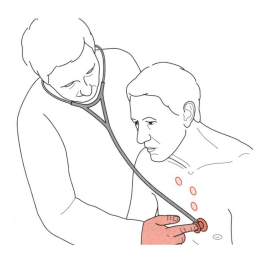

6.31.1 Aufsetzen, Vorbeugen bei Aorteninsuffizienz.

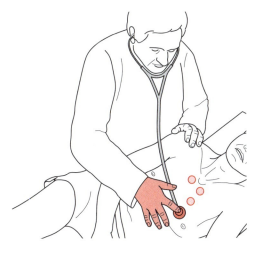

6.31.2 Linksseitenlage bei Mitralstenose.

6.32.1 Inspektion des Abdomens

Der Untersucher stellt sich an das Fußende des Bettes und bittet den flach auf dem Rücken liegenden Patienten tief ein- und auszuatmen. Bei der Inspiration drückt das tiefer tretende Zwerchfell auf die Bauchorgane, wodurch sich der Bauch normalerweise symmetrisch vorwölbt.

Pathologisch sind fehlende Bauchdeckenbewegungen (z. B. bei Peritonitis) oder asymmetrische Bauchdeckenvorwölbungen (z. B. bei Zwerchfelllähmung oder Spannungspneumothorax). Zu achten ist auch auf allgemeine Bauchumfangsvermehrung (z. B. Schwangerschaft, Adipositas, Ileus, Aszites) oder örtlich begrenzte Schwellung sowie Hautveränderungen (z. B. senile Warze, Hämangiom, Fibrom, Lipom). Erweiterte Bauchdeckenvenen können durch Behinderung des Pfortaderabflusses entstehen (caput medusae: Blut fließt radiär, zentrifugal vom Nabel weg) oder durch Verschluss der Vena cava inferior (kranial gerichteter Blutfluss in lateralen Hautvenen des Unter- und Oberbauches). Abdominale Operationsnarben können Hinweise auf frühere Krankheiten geben. Sichtbare Pulsationen und sichtbare Peristaltik müssen nicht pathologisch sein, sie werden häufig bei dünnen Patienten beobachtet.

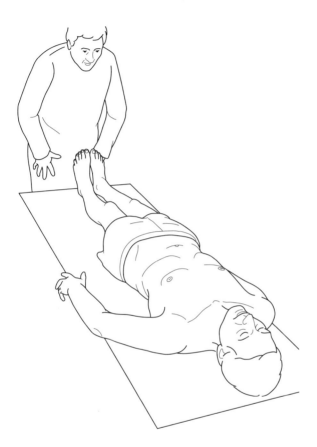

6.32.1 Inspektion des Abdomens.

6.33.1 Palpation der Inguinalregion, Hustentest

Bis auf reiskorngroße Unebenheiten durch normale Lymphknoten sind beim Gesunden keine Schwellungen tastbar.

Den beeinträchtigten Patienten lässt man im Liegen husten. Die direkte Leistenhernie wird dabei meist sichtbar und tastbar. Die indirekte Leistenhernie braucht in der Regel eine längerdauernde Provokation, um hervorzutreten, z. B. den Patienten hinstellen und pressen lassen. Eine inkarzerierte Leistenhernie lässt sich entweder als kleine, walnussgroße Verhärtung oder als großer Tumor, der sofort ins Auge fällt, tasten.

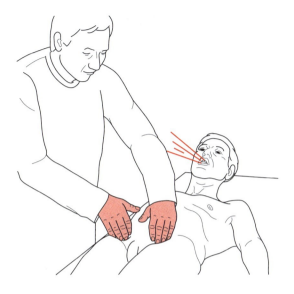

6.33.1 Palpation inguinal, Hustentest, Hernie?

6.34.1–6.34.3 Abdomenpalpation, Leberpalpation

Der Patient liegt flach auf dem Rücken mit entspannter Bauchdecke. Der Untersucher achtet darauf, dass seine palpierende Hand warm ist. Er beginnt mit einer oberflächlichen Palpation im rechten Unterbauch und dann weiter im Uhrzeigersinn bzw. im Verlauf des Dickdarms, bis er im linken Unterbauch ankommt. Die Palpation wird dann mit größerer Eindringtiefe auf derselben zirkulären Bahn durchgeführt. Während der abdominalen Palpation blickt der Untersucher in das Gesicht des Patienten und achtet auf lokalisierte (z. B. Colezystitis) oder generalisierte (z. B. Peritonitis) Schmerzen in der Mimik des Patienten, und gleichzeitig achtet der Untersucher auf palpable Resistenzen.

Die rechte Untersucherhand trachtet einhändig oder mit Hilfe der aufgelegten, Druck ausübenden linken Hand bimanuell unter Ausnutzung der exspiratorischen Bauchdeckenentspannung tief unter den Rippenbogen zu gelangen, um während der folgenden Inspiration den unteren Leberrand zu ertasten. Dabei werden Konsistenz, Oberflächenbeschaffenheit und Druckdolenz beurteilt. Bei normalgewichtigen, gesunden Personen ist der untere Leberrand unter dem Rippenbogen gerade tastbar. Ein fehlender Tastbefund kann normal sein. Druckdolenz findet sich z. B. bei Hepatitis oder Stauungsleber, eine knotige Oberfläche bei Lebertumoren, -metastasen und Leberzirrhose. Positives Murphy-Zeichen: s. S. 33; hepatojugularer Reflux (s. S. 112).

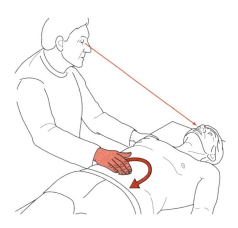

6.34.1 Abdomenpalpation, erst flach, dann tief.

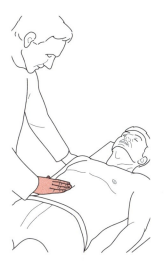

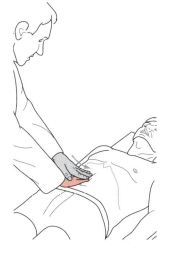

6.34.2 Leberpalpation, einhändig.　　**6.34.3** Leberpalpation, bimanuell.

6.35.1–6.35.4 Milzpalpation, Nierenpalpation

Die normale Milz kann auch bei tiefem Vordringen der Untersucherhand unter den linken Rippenbogen weder in Rücken- noch in Rechtsseitenlage ertastet werden. Dagegen dehnt sich eine vergrößerte Milz in Richtung des rechten Unterbauches aus, so dass ihr Rand palpiert werden kann. Es ist sinnvoll, vor der Milzpalpation eine Grenzperkussion vom rechten Unterbauch hin zum linken Rippenbogen durchzuführen, um die Palpation nicht zu weit kranial zu beginnen und den Milzrand fälschlich zu verfehlen.

Die Palpation der Nieren erfolgt kranial des Bauchnabels. Während die rechte Untersucherhand palpiert, gibt die linke Hand ein Widerlager, übergreifend für die linke Niere und seitlich von unten für die rechte Niere. Selten sind die Nieren palpabel.

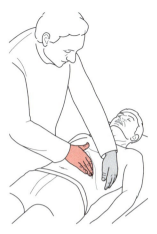

6.35.1 Milzpalpation in Rückenlage.

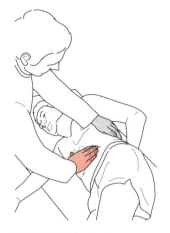

6.35.2 Milzpalpation in Rechtsseitenlage.

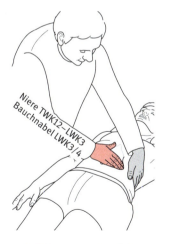

Niere TWK12–LWK3
Bauchnabel LWK3/4

6.35.3 Nierenpalpation links.

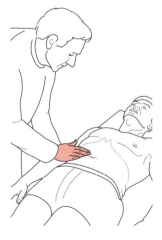

6.35.4 Nierenpalpation rechts.

6.36.1–6.36.4 Abdomenperkussion, Aszitesperkussion, Perkussion auf maximalen Schmerz (n. Plesch)

Durch indirekte Perkussion können aufgrund des unterschiedlichen Gehalts an Luft oder Flüssigkeit Gewebe gegeneinander abgegrenzt werden. So können u. a. abdominale Organgrenzen, z. B. die gefüllte Harnblase, oder auch Grenzen von Flüssigkeitsspiegeln, wie z. B. beim Aszites (Vorkommen z. B. bei Herz-, Nieren-, Leberinsuffizienz oder Peritonealkarzinose), erfasst werden. Der klinische Nachweis eines Aszites ist erst ab ca. zwei Litern Flüssigkeit möglich und erfolgt perkutorisch durch Umlagerung. Die Grenze zwischen dorsolateraler Flüssigkeitsdämpfung und ventraler Gas-Tympanie in Rückenlage wandert nach Seitenlagerung von der Flanke in Richtung des Bauchnabels (shifting dullness).

Ein perkutorischer Impuls auf kleinstem, engstem Raum erfolgt durch die Fingerhaltung nach Plesch. Dabei ist der Plessimeterfinger (Mittelfinger der linken Hand) im proximalen Interphalangealgelenk um 90° abgewinkelt und der Perkussionsschlag des rechten Mittelfingers erfolgt senkrecht von oben auf die ausgerichtete Mittelphalanx des Plessimeterfingers. So können Bereiche größten Schmerzes genauer eingegrenzt werden.

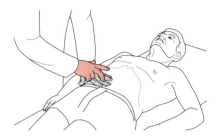

6.36.1 Abdomenperkussion.

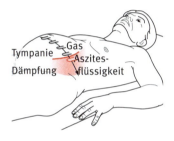

6.36.2 Perkussion der Grenze:
Tympanie-Dämpfung.

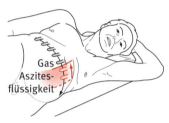

6.36.3 Perkussion nach Umlagerung, Grenzverschiebung?

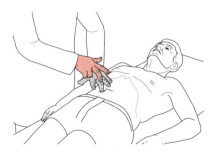

6.36.4 Perkussion auf maximalen Schmerz.

6.37.1–6.37.2 Auskultation Abdomen

Die Darmgeräusche werden in allen abdominalen Quadranten beurteilt (physiologischer Klang sowie Befunde z. B. bei Ileus, s. S. 34).

Auskultationspunkte für die arterielle Auskultation im Bauchbereich ergeben sich aus der Topographie der Aorta und ihrer Äste. In Projektion auf die Wirbelsäule verläuft die abdominale Aorta vom Thorakalwirbelkörper 12 bis zum Lendenwirbelkörper (LWK) 4 und teilt sich dann, nach Abgang der Nierenarterien zwischen dem 1. und 2. LWK, an der so genannten Aortengabel in die rechte und linke Arteria iliaca communis. Der Bauchnabel projiziert sich auf den Zwischenraum des 3. und 4. LWK. Auch sollten immer die Femoralarterien auskultiert werden (Auskultationspunkt: gerade unterhalb des Leistenbandes genau auf der Höhe der halbierten Linie zwischen Spina iliaca anterior superior und Symphysenmitte).

Systolische Geräusche und besonders solche, die bis in die Diastole reichen, geben Hinweise auf Gefäßstenosen.

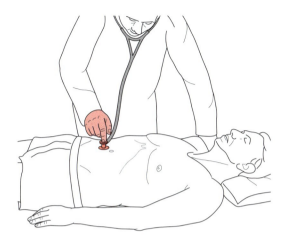

6.37.1 Auskultation, Darmgeräusche.

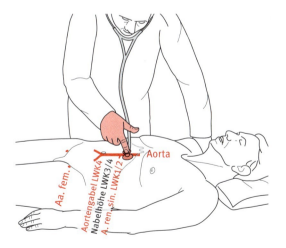

6.37.2 Auskultation abdominaler Arterien.

6.38.1–6.38.3 Palpation der Beinarterienpulse

An den Auskultationspunkten der beiden Femoralarterien werden die Femoralarterienpulse palpiert (s. S. 150).

Die Palpation der Arteria poplitea links und rechts erfolgt zur Entspannung der Poplitealfaszie am ca. 45° gebeugten Knie des Patienten. Der Untersucher palpiert bimanuell und dringt mit seinen palpierenden Fingern tief in die Kniekehle ein (durch die Beugung im Knie entsteht eine tiefe Grube) und ertastet gerade medial der Mittellinie die Arterie.

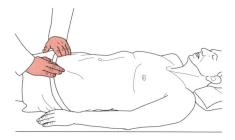

6.38.1 A. femoralis, Pulse.

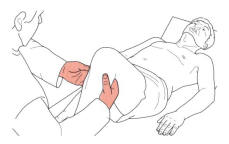

6.38.2 A. poplitea, Puls links.

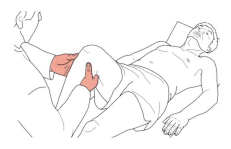

6.38.3 A. poplitea, Puls rechts.

6.39.1–6.39.3 Palpation der Fusspulse

Die linke und rechte Arteria dorsalis pedis sind im Verlauf (gerade lateral) der Sehne des Musculus extensor hallucis longus zu tasten.

Die Pulse der Arteria tibialis posterior links und rechts werden jeweils gerade hinter dem medialen Malleolus des Tibiaknochens getastet. Abgeschwächte oder fehlende Pulse können Hinweise auf eine periphere arterielle Verschlusskrankheit (PAVK) geben.

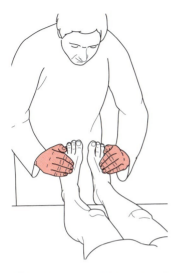

6.39.1 Palpation der A. dorsalis pedis beidseits.

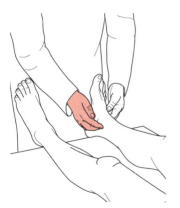

6.39.2 Palpation der A. tibialis posterior links.

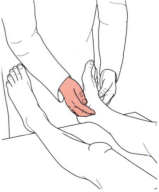

6.39.3 Palpation der A. tibialis posterior rechts.

6.40.1 Palpation Fussrücken, Unterschenkel

Bei Ödembildung bleibt im Gewebe, das mit dem untersuchenden Finger ca. 10 sec anhaltend eingedrückt wurde, nach Entfernen des Fingers eine deutliche Delle (Anasarka). Untersucht werden insbesondere der Knöchel- und Fußrückenbereich (typische Stellen für eine Ödembildung z. B. bei Herzinsuffizienz) sowie prätibial.

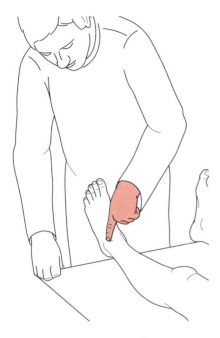

6.40.1 Palpation Fussrücken, Ödeme?

6.41.1 Test Tiefensensibilität (Hinterstrangbahnen)

Der Patient wird gebeten, bei geschlossenen Augen die Richtung anzugeben, in die die Großzehen-Endphalanx passiv bewegt wird. Hierzu beugt und streckt der Untersucher die Großzehen-Endphalanx des Patienten seitlich fassend, um keine Information durch ventrale oder dorsale Druckempfindung zu geben.

Bei Störungen der Hinterstrangbahnen des Rückenmarks ist die Tiefensensibilität gestört (z. B. funikuläre Myelose durch Vit.-B_{12}-Mangel).

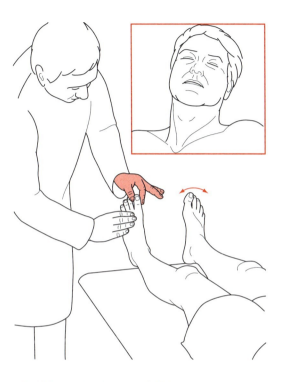

6.41.1 Prüfung der Tiefensensibilität.

6.42.1–6.42.2 Babinski-Zeichen

Durch Bestreichen der lateralen Fußsohle rechts und links mit einer abgestumpften Stabspitze, z. B. dem Griffende des Reflexhammers, wird geprüft, ob das Babinski-Zeichen, eine Dorsalflexion der Großzehe evtl. mit zusätzlichem Spreizphänomen der 2. bis 5. Zehen, ausgelöst wird. Das Babinski-Zeichen ist ein pathologischer Reflex, der als klinisches Zeichen bei einer Pyramidenbahnschädigung wegen der Kreuzung der Pyramidenbahn auf die Gegenseite in der unteren Medulla oblongata kontralateral auftritt.

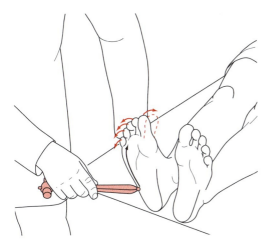

6.42.1 Babinski-Zeichen rechts.

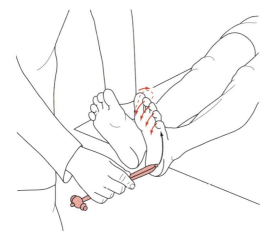

6.42.2 Babinski-Zeichen links.

6.43.1–6.43.2 Achillessehnenreflex, (Triceps-surae-Reflex), L5–S2

Bei überkreuztem, im Kniegelenk leicht gebeugtem Bein des Patienten wird durch einen Reflexhammerschlag auf die Achillessehne rechts und nach Stellungswechsel des Untersuchers (Eigendrehung um fast 180° und Platzierung am linken Fußende des Krankenbettes) links die Auslösung einer reflektorischen Plantarflexion des Fußes (Muskeleigenreflex über Nervus tibialis, Segment L5–S2) geprüft.

Grundsätzlich werden die Reflexe im Seitenvergleich und im Segmenthöhenvergleich beurteilt.

Die Reflexantwort kann gesteigert sein: beidseits (z. B. durch Angst und Stress), einseitig kontralateral (bei zerebraler Pyramidenbahnläsion, z. B. Hirninfarkt im Bereich der Capsula interna) oder einseitig ipsilateral bei Pyramidenbahnläsion unterhalb der medullären Pyramidenbahnkreuzung bzw. bei bilateralem Schaden unterhalb der Pyramidenbahnkreuzung (z. B. bei Querschnittläsion oder Multiple Sklerose) auch beidseits.

Die Reflexantwort kann vermindert (bis aufgehoben) sein durch Schädigung im Bereich der motorischen Einheit, also z. B. der Alphamotorneurone (z. B. bei Poliomyelitis), der Hinterhornafferenzen (z. B. bei Tabes dorsalis oder Zoster) oder des peripheren Nerven (z. B. bei Polyneuropathie), aber auch z. B. in höherem Lebensalter ohne Krankheitswert. Bevor ein Reflex an der unteren Extremität als fehlend beurteilt wird, sollte immer zu einer besseren Reflexbahnung der Jendrassik-Handgriff (Patient zieht seine Arme bei ineinandergehakten Fingern auseinander) durchgeführt werden.

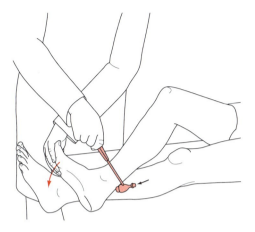

6.43.1 Achillessehnenreflex rechts.

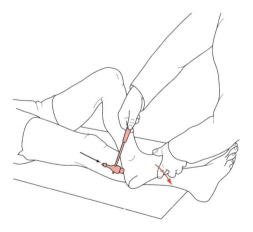

6.43.2 Achillessehnenreflex links.

6.44.1 Patellarsehnenreflex, (Quadriceps-femoris-Reflex), L2–L4

Zur Auslösung des Patellarsehnenreflexes unterfährt der linke Untersucherarm die leicht gebeugten Beine des auf dem Rücken liegenden Patienten und führt mit der rechten Untersucherhand einen Reflexhammerschlag rechts und links auf die Sehne des Musculus quadriceps femoris unterhalb der Patella aus. Dabei wird die Auslösung einer reflektorischen Beinstreckung im Kniegelenk (Muskeleigenreflex über Nervus femoralis, Segment L2–L4) geprüft.

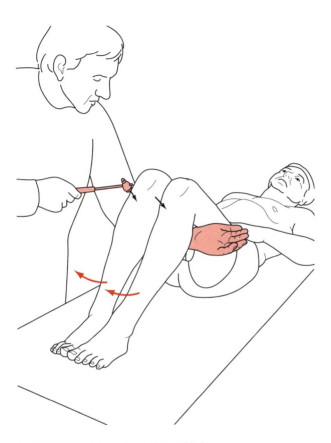

6.44.1 Patellarsehnenreflex rechts und links.

6.45.1 Bauchhautreflex, Th6–Th12

Durch kurzes Bestreichen der Bauchhaut in verschiedenen Höhen (Orientierungspunkt Bauchnabel: Segment Th10) mit einer abgestumpften Stabspitze, z. B. dem Griffende des Reflexhammers, wird die Auslösung einer reflektorischen Kontraktion der ipsilateralen Bauchmuskulatur (physiologischer Fremdreflex) geprüft.

Ein fehlender Bauchhautreflex kann als klinisches Zeichen bei Läsion der Pyramidenbahn, manchmal aber auch ohne Krankheitswert vorkommen.

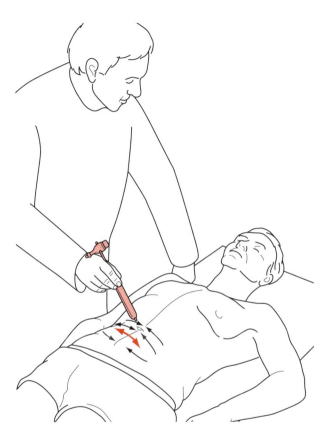

6.45.1 Bauchhautreflex.

6.46.1–6.46.4 Bizepssehnenreflex (Biceps brachii) C5–C6, Radiusperiostreflex (Brachioradialis) C5–C6

Bei adduziertem Oberarm und leicht gebeugtem Unterarm des Patienten legt der Untersucher seinen Finger in die Ellenbeuge des Patienten auf die Sehne des Musculus biceps brachii und platziert den Reflexhammerschlag auf diesen Untersucherfinger zunächst rechts (Zeigefinger) und nach Hammergriffdrehung um 180° links (Daumen), um die Auslösung einer reflektorischen Armbeugung im Ellenbogengelenk (Muskeleigenreflex über Nervus musculocutaneus, Segment C5–C6) zu prüfen.

In derselben Armhaltung wie zum Bizepssehnenreflex erfolgt der Reflexhammerschlag rechts und links auf die distale Radiuskante, um die Auslösung einer reflektorischen Armbeugung im Ellenbogengelenk (Muskeleigenreflex über Nervus radialis, Segment C5–C6) zu prüfen.

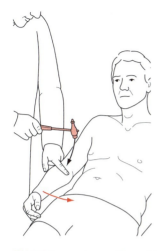

6.46.1 Bizepssehnenreflex rechts.

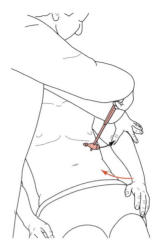

6.46.2 Bizepssehnenreflex links.

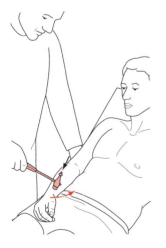

6.46.3 Radiusperiostreflex rechts.

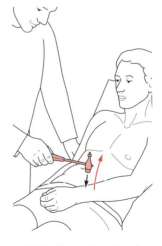

6.46.4 Radiusperiostreflex links.

6.47.1–6.47.2 Trizepssehnenreflex, (Triceps-brachii-Reflex), C6–C8

Durch Reflexhammerschlag auf die Sehne des Musculus triceps brachii oberhalb des Olekranons bei angewinkeltem Unter- und abgewinkeltem Oberarm des Patienten wird die Auslösung einer reflektorischen Armstreckung im Ellenbogengelenk (Muskeleigenreflex über Nervus radialis, Segment C6–C8) geprüft. Dabei wird der rechte Patientenarm im Ellenbogenbereich von der linken Untersucherhandfläche unterstützt und der linke Ellenbogenbereich des Patienten durch Erfassen des proximalen Unterarms.

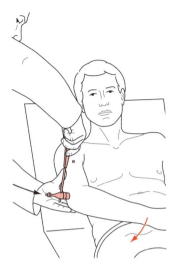

6.47.1 Trizepssehnenreflex rechts.

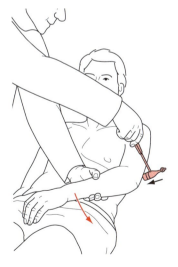

6.47.2 Trizepssehnenreflex links.

6.48.1 Chvostek-Zeichen

Durch Beklopfen des Fazialisstamms vor dem Ohr des Patienten wird die Auslösung einer reflektorischen Kontraktion der gleichseitigen Gesichtsmuskulatur (Chvostek-Zeichen) geprüft, eines klinischen Zeichens neuromuskulärer Übererregbarkeit bei Tetanie (z. B. Hyperventilationstetanie).

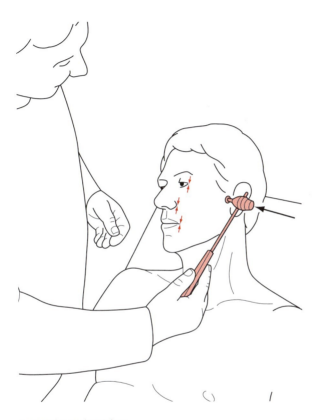

6.48.1 Chvostek-Zeichen.

6.49.1–6.49.2 Muskeltonus (passiver Widerstand)

Der Untersucher beugt (Abb. 6.111) und streckt (Abb. 6.112) rasch den rechten und linken Unterarm des Patienten (ohne dass dieser aktiv mitbeugt oder -streckt) und fühlt dabei den passiven Widerstand (Muskeltonus). Beurteilt wird der Muskeltonus u. a. im Seitenvergleich: Im akuten Stadium eines Hirninfarkts z. B. besteht zunächst eine einseitige herdkontralaterale Muskelhypotonie, bevor sich nach einigen Tagen eine Spastik (Muskelhypertonie, erhöhter Widerstand) entwickelt (siehe auch Kapitel 3.2.4).

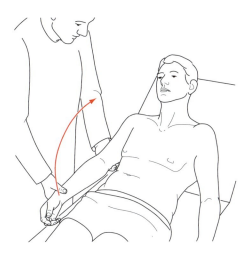

6.49.1 Unterarmstreckung (rascher Wechsel zur Beugung).

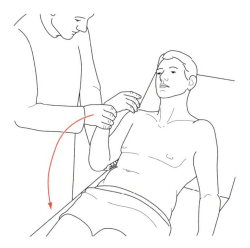

6.49.2 Unterarmbeugung (rascher Wechsel zur Streckung).

6.50.1–6.50.2 Armhalteversuch

Der Patient hält bei geschlossenen Augen beide Arme in Supinationsstellung (Handfläche oben) in der Horizontalen vor sich, während der Untersucher auf unwillkürliche Armbewegungen achtet: Bei minimaler Pyramidenbahnschädigung kommt es im Armhalteversuch zu einer herdkontralateralen Pronation des betroffenen Arms, bei höhergradiger Parese zusammen mit einem Absinken des Arms.

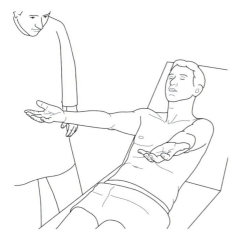

6.50.1 Armhalteversuch normal.

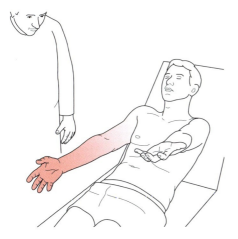

6.50.2 Armhalteversuch pathologisch.

6.51.1–6.51.2 Finger-Nase-Versuch

Der Patient führt bei geschlossenen Augen seine Zeigefingerspitze in einer weit ausholenden Bewegung langsam zu seiner Nasenspitze, während der Untersucher die Bewegungskoordination beurteilt.

Bei Störung der Koordination (Ataxie als mögliche Folge u. a. einer zerebellaren, spinalen oder vestibulären Störung) sind fein dosierte zielgerichtete Bewegungen nicht möglich. Bei einer zerebellaren Ataxie z. B. führt der Zeigefinger umso ausfahrendere Bewegungen aus, je mehr er sich der Nasenspitze nähert (Intentionstremor), und es gelingt ihm nicht, die Nasenspitze gezielt zu treffen.

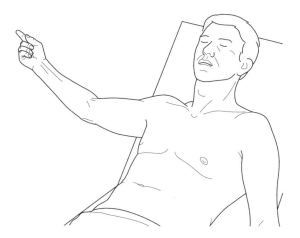

6.51.1 Weit ausholende Armbewegung.

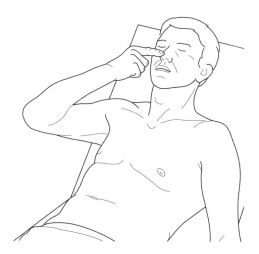

6.51.2 Bewegung mit Zeigefinger zur Nasenspitze.

6.52.1 Rektale Untersuchung

Die Untersuchung kann in Rückenlage mit gering gespreizten und aufgestellten Beinen erfolgen oder in Links- bzw. Rechtsseitenlage. Erstere und Letztere haben den Vorteil beim Mann, dass die physiologische Zeigefingerbeugung des Untersuchers leichter dem gekrümmten Weg zur ventralen Analwand folgen kann, vor der die Prostata liegt.

Die Untersuchung beginnt mit der Inspektion der Analregion. Durch Bestreichen des äußeren Analrings wird der Analreflex (reflektorische Kontraktion des Musculus sphincter ani externus, physiologischer Fremdreflex, Segment S3–S5) geprüft. Zur digitalen Palpation (normalerweise nicht schmerzhaft) wird der Zeigefinger (geschützt durch Einmalhandschuh oder Fingerling) mit Vaseline bestrichen und nach Pressenlassen (Hämorrhoiden?, Prolaps?) peranal eingeführt. Der Untersucher beurteilt die Schleimhautwände von Analkanal und Rektum, ventral beim Mann die Prostata (Größe, Konsistenz, Oberfläche, Dolenz) bzw. bei der Frau den Gebärmutterhals sowie nach kranial ventral den Douglas-Raum. Vor dem Herausziehen des Zeigefingers wird der Sphinktertonus, spontan und nach Aufforderung zum Schließen, registriert, nach dem Herausziehen evtl. vorhandene Blut- und Stuhlreste am Einmalhandschuh bzw. Fingerling.

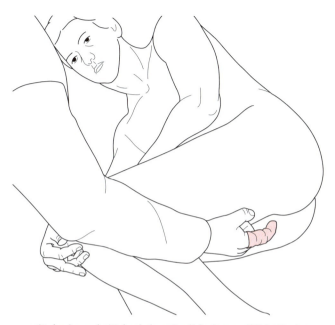

sagittaler Querschnitt durch das männliche bzw. weibliche Becken

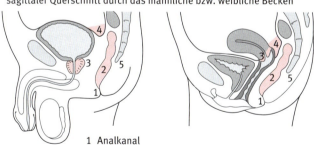

1 Analkanal
2 Rektum
3 beim Mann Prostata, bei der Frau Gebärmutterhals
4 Douglas-Raum
5 Steißbein

6.52.1 Rektale Untersuchung.

6.53.1–6.53.2 Blutdruckmessung

Die Manschette (Breite je nach Oberarmumfang, um falsch hohe oder falsch niedrige Messergebnisse zu vermeiden) des Blutdruckmessgeräts wird dem Oberarm (in Herzhöhe) des entspannten Patientenarms umgelegt, die Stethoskopmembran in der Ellenbeuge medial (über der Arteria brachialis) platziert. Dann wird die Manschette auf Werte oberhalb des erwarteten Blutdruckes aufgepumpt (Radialispuls nicht mehr tastbar), um den aufgebauten Druck langsam wieder abzulassen und dabei auf auskultierbare pulssynchrone vaskuläre Geräusche (Korotkow-Ton) zu achten: Sie beginnen beim systolischen Blutdruck und werden beim diastolischen Blutdruck deutlich leiser.

Die Blutdruckmessung erfolgt an beiden Armen und wenn möglich im Sitzen. Die Höhe des physiologischen Blutdrucks ist u. a. abhängig vom Lebensalter. Bei Erwachsenen werden Werte über 140 mm Hg systolisch bzw. über 90 mm Hg diastolisch als arterielle Hypertonie klassifiziert. Eine Seitendifferenz der Blutdruckwerte am Arm von mehr als 20 mm Hg ist pathologisch (klinisches Zeichen, z. B. des Subclavian-steal-Syndrom).

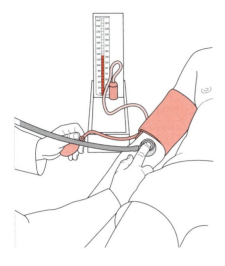

6.53.1 Blutdruckmessung rechter Arm.

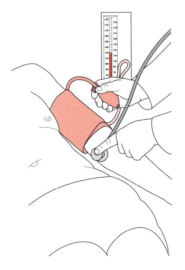

6.53.2 Blutdruckmessung linker Arm.

7 Grundzüge der Untersuchung des Bewegungsapparates

Die Untersuchung des Muskelskelettsystems beginnt mit der Begrüßung oder dem Aufrufen des Patienten. Welchen Körperhabitus weist der Patient auf, wie erhebt er sich vom Stuhl oder der Trage, wie ist seine Körperhaltung, alles das sind wichtige Parameter, die der Arzt genau beobachten sollte, da sich der Patient zu diesem Zeitpunkt meist noch nicht in einer Untersuchungssituation wähnt.

Während des Begrüßungsvorganges können der aktuelle Bewegungsumfang der oberen Extremitäten, das Gangbild, der Händedruck, die Kopf- und Halsbewegungen mit den normalen und zu erwartenden Parametern verglichen werden. Auch das Auskleiden und damit verbundene Ausweich- oder Ausgleichsbewegungen sind von besonderer Bedeutung.

Auch hier steht vor der eigentlichen körperlichen Untersuchung die allgemeine und spezifische Anamneseerhebung, in deren Rahmen insbesondere auch nach Erkrankungen im Kindesalter gefragt werden muss, die das Muskel- und Skelettsystem betroffen haben (wie z. B. juvenile Skoliose, angeborener Klumpfuß, Poliomyelitits, M. Perthes).

Zur Anamnese gehört auch die Erhebung der Dauer und Intensität besonderer sportlicher oder beruflicher Aktivitäten (wie z. B. Fliesenleger, Bergarbeiter, Fußball, Handball, Wurfsportarten).

Ein besonderes Augenmerk in der Befragung des Patienten muss ebenso vorangegangenen Verletzungen, Operationen oder bereits in der Vergangenheit aufgetretenen Beschwerden des Muskel-Skelett-Systems gelten.

Wie auch in den vorangegangenen Kapiteln ist die Systematik des klinischen Untersuchungsganges besonders hervorzuheben.

Die Inspektion des Muskel-Skelett-Systems sollte zum einen in entspannter Neutral- oder Ruheposition, dann aber auch in seiner jeweiligen Funktion erfolgen.

Die Palpation spielt in der Untersuchung des Bewegungsapparates eine besondere Rolle, da ein Großteil der Wertigkeit der Funktionsuntersuchungen vom Tastbefund des Untersuchers abhängt. Die Palpation gibt Aufschluss über den Spannungszustand und die Koordination der Muskulatur und ist mit den zu erwartenden „normalen" Abläufen zu vergleichen. Wenn man den Patienten auffordert, den lose seitlich am Körper herabhängenden Arm im Ellbogen zu beugen, dann ist eine Anspannung von M. brachialis und M. biceps brachii zu erwarten, die sich gut ertasten lässt. Das Betasten von Extremitäten und Gelenken kann insbesondere im Seitenvergleich Wärmeunterschiede als Zeichen einer Entzündung, aber auch Flüssigkeitsansammlungen in Gelenken (Erguss) oder im Unterhautzellgewebe (Ödem) offenlegen.

Der Vorteil der paarig angelegten Extremitäten besteht darin, dass diese bei einseitiger Erkrankung oder Verletzung mit der gesunden (unverletzten) Gegenseite verglichen werden können und damit sehr häufig auch ein individueller Normalbefund zum Vergleich vorliegt.

7.1 Einzelne Untersuchungstechniken

7.1.1 Halswirbelsäule

– Neurologische Untersuchung der HWS (Kennmuskeln)

Normaler Bewegungsumfang der Hals- und Brustwirbelsäule

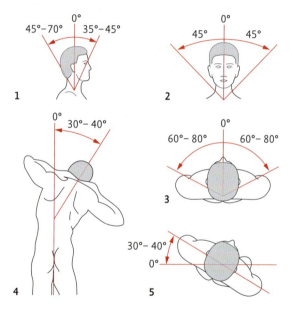

Abb. 7.1: Neutral-Null-Methode: Bewegungsausmaße der Wirbelsäule (Referenzwerte für Erwachsene mit durchschnittlicher Beweglichkeit); 1: Vorneigen – Reklination (HWS); 2: Seitwärtsneigung (HWS); 3: Rotation (HWS); 4: Seitwärtsneigung (BWS, LWS); 5: Rotation (BWS, LWS)

Wie teste ich die Rotation in der oberen HWS und wie in der unteren HWS?

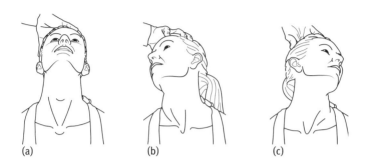

Abb. 7.2: Rotationstest der unteren HWS (a), (b), (c).

Zur Beurteilung der Beweglichkeit (Rotation) der unteren HWS muss der Kopf in maximale Reklination (Rückneigung) geführt werden, damit werden die Kopf-Hals-Gelenke funktionell verriegelt. Die untere HWS ist der Ort des Bewegungsumfanges.

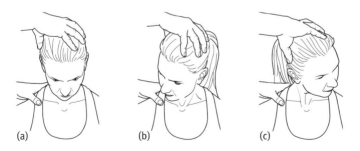

Abb. 7.3: Rotationstest der oberen HWS (a), (b), (c).

Zur isolierten Beurteilung der Beweglichkeit (Rotation) im Atlanto-occipital- und Atlanto-axialgelenk muss der Kopf in maximale Inklination (Vorneigung) geführt werden, in dieser Position ist die untere HWS hauptsächlich von der Rotationsbewegung ausgeschlossen. Wie in den Abbildungen dargestellt, empfiehlt es sich immer, die vom Patienten zu absolvierenden Bewegungen durch die Hand des Untersuchers zu begleiten. Nur dadurch sind die Muskelanspannungen, die zur jeweiligen Bewegung führen, auch für den Untersucher zu ertasten, es sind nur dadurch Widerstände und Kooperationsbereitschaft zu erkennen.

7.1.2 Brust- und Lendenwirbelsäule

Normaler Bewegungsumfang der Brust- und Lendenwirbelsäule
(s. Abb. 7.1, Punkt 4 und 5)
– Test nach Schober und Ott,
– Finger-Boden-Abstand,
– Entfaltung der Wirbelsäule beim Aufrichten.

Normale Haltung der Brust- und Lendenwirbelsäule

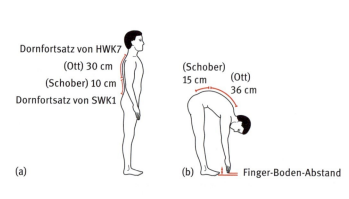

Dornfortsatz von HWK7
(Ott) 30 cm
(Schober) 10 cm
Dornfortsatz von SWK1

(Schober) 15 cm (Ott) 36 cm

(a) (b) Finger-Boden-Abstand

Skoliose

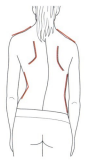

Abb. 7.5: Skoliose.

Adam-Test

Dieser Test hilft bei der Differenzierung zwischen strukturellen und funktionellen Skoliosen. Bei der funktionellen Skoliose reduziert oder korrigiert sich die skoliotische Seitverbiegung bei Vorbeugung. Verbleibt die skoliotische Fehlstellung, zeigen sich auch hierbei ein Rippenbuckel und ein Lendenwulst, so handelt es sich um eine strukturelle Veränderung.

◄ **Abb. 7.4:** Rumpfbeweglichkeit. (a) Ott'sches Zeichen. Messstrecke im Stand 30 cm vom Dornfortsatz des HWK 7 nach kaudal. Vergrößerung bei Inklination auf 32 bis 36 cm, Verkürzung bei Reklination auf 28 bis 29 cm. Schober'sches Zeichen. Messstrecke im Stand 10 cm vom Dornfortsatz des SWK 1 nach kranial. (b) Bei Inklination mit gestreckten Kniegelenken Vergrößerung auf 15 bis 16 cm, bei Reklination Verkürzung auf 7 bis 8 cm. Angabe auch des geringstmöglichen Abstands der Fingerspitzen vom Fußboden bei durchgestreckten Kniegelenken (Fingerspitzen-Boden-Abstand, FBA).

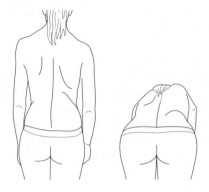

Abb. 7.6: Beispiel einer strukturellen Skoliose.

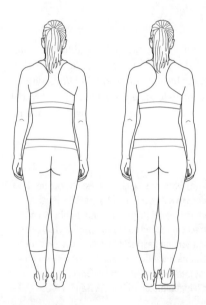

Abb. 7.7: Beinverkürzung.

Auswirkung einer Beinverkürzung auf die Wirbelsäule, wie messe ich klinisch eine Beinlängendifferenz?

Die Bestimmung der Beinlänge durch Messung im Liegen ist meist nicht genau, da weder die Beckenposition, die Beinhaltung oder die Knie- und Hüftbeugung hierbei sicher zu kontrollieren sind.

Zur vergleichenden Beinlängenmessung hat es sich bewährt, den Patienten im Stand mit geschlossenen Beinen von hinten zu betrachten. Bei einer Beinverkürzung ist nun ein Beckenschiefstand zu erkennen. Nun werden unter das kürzere Bein so lange Ausgleichsbrettchen gelegt, bis der Beckenschiefstand ausgeglichen werden kann. Die Gesamthöhe der Ausgleichsbrettchen entspricht dann der funktionellen Beinlängendifferenz.

Laségue-Zeichen

Definition: durch Dehnung des Nervus ischiadicus (bei passivem Anheben des gestreckten Beins des liegenden Pat.) ausgelöster blitzartig einschießender Schmerz (L.-Z. positiv) in Gesäß u. Bein (dem Dermatom der betroffenen Nervenwurzel entsprechend); intensivierbar durch Dorsalextension des Fußes (Bragard-Gowers-Zeichen); abzugrenzen vom Schmerz durch Faserdehnung der ischiokruralen Muskulatur bei über 70° Beinhebung;

Vorkommen: v. a. bei Bandscheibenvorfall (bei medial liegendem Prolaps auch als so genanntes kontralaterales L.-Z. mit Schmerzauslösung durch Anheben des gegenseitigen Beines), Ischiassyndrom.

Kernig-Zeichen

Definition: Dehnungsphänomen bei Meningismus, Ischiassyndrom, Bandscheibenschaden; schmerzbedingte Vermeidung der aktiven Streckung des Beins im Kniegelenk bei sitzendem od. mit im Hüftgelenk gebeugtem Bein liegendem Pat.; bei passiver Hebung des im Kniegelenk gestreckten Beins wird das Knie zur Entlastung des N. ischiadicus gebeugt.

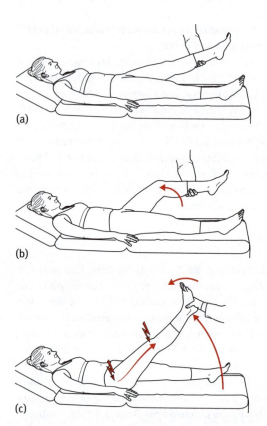

Abb. 7.8: (a) Passives Anheben des Unterschenkels. (b) Kernig-Zeichen, wenn beim Anheben des Unterschenkels schmerzbedingt das Kniegelenk gebeugt wird. (c) Laségue-Zeichen, wenn beim Anheben des Beines ein Schmerz im Ischiasverlauf auftritt und Bragard-Gowers-Zeichen, wenn sich dieser Schmerz durch eine Dorsalextension des Fußes noch verstärkt.

▸ **Abb. 7.9:** (I) Beweglichkeit des Hüftgelenks. (a) Extension/Flexion. (b) Thomas'scher Handgriff zur Beurteilung der Extensionsfähigkeit des linken Hüftgelenks. Bei maximaler Flexion des rechten Hüftgelenks hebt

Hüftgelenk normale Bewegungsausmaße (Abb. 7.9)

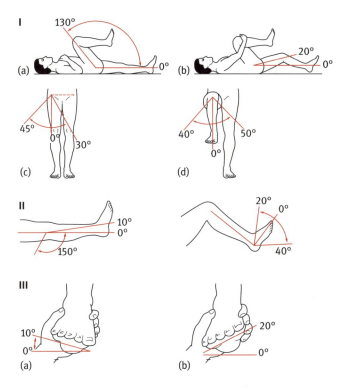

sich hier der linke Oberschenkel von der Unterlage ab, und das linke Kniegelenk wird gebeugt: Beugekontraktur des linken Hüftgelenks von 20°. Beweglichkeit des Hüftgelenks. (c) Neutralstellung, Abduktion/Adduktion. (d) Rechtwinklige Beugung, Außenrotation/Innenrotation. (II) Beweglichkeit des Kniegelenks. Extension/Flexion. Prüfung entweder in Seitenlage oder bei rechtwinklig gebeugtem Hüftgelenk. Beweglichkeit des Fußgelenks. Dorsalextension/Plantarflexion. (III) Beweglichkeit des Fußes. (a) Pronation des Fußes. (b) Supination des Fußes.

7.1.3 Untere Extremitäten

Normale Haltung der unteren Extremitäten – normaler Bewegungsumfang der unteren Extremitäten

Neutral-0-Stellung

Thomas-Handgriff
Definition: orthopädische Untersuchungsmethode zum Nachweis einer Beugekontraktur im Hüftgelenk;
Prinzip: Am liegenden Patienten führt die maximale passive Beugung eines Beins im Hüftgelenk zum Ausgleich der Lendenlordose; normalerweise kann das andere Bein in der Hüfte gestreckt werden; bei Vorliegen einer Beugekontraktur Anhebung des anderen Oberschenkels von der Unterlage.

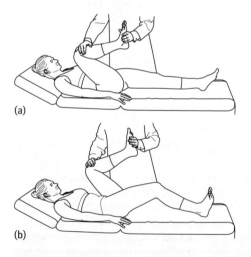

Abb. 7.10: (a) Thomas-Handgriff, negativ (Normalbefund). (b) Thomas-Handgriff positiv bei Beugekontraktur der rechten Hüfte.

Viererzeichen (Patrick-Test)

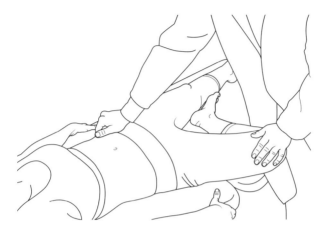

Abb. 7.11: Patrick-Test, positiv.

Schmerzen in der Leistenregion, Spannung der Adduktoren, häufig erstes Zeichen beim M. Perthes

Mennell-Zeichen
Definition: Schmerzen im Iliosakralgelenk bei Druck auf beide Darmbeinschaufeln in Rückenlage od. Überstreckung des oben liegenden Beins nach hinten in Seitenlage;
Vorkommen: bei entzündl. od. degen. Gelenkveränderungen, insbes. beim Iliosakralsyndrom.

Mennell-Handgriff
Beim auf dem Bauch liegenden Patienten fixieren Sie mit der einen Hand das Becken auf der Unterlage und ziehen mit der anderen Hand das gestreckte Bein des Patienten ruckartig nach oben.

Dreistufenhyperextensionstest

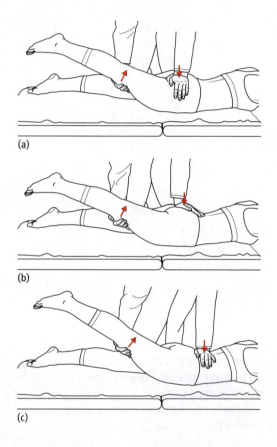

Abb. 7.12: Dreistufenhyperextensionstest; (a) Fixierung des Os Sacrum –
bei Schmerz Hinweis auf Pathologie in der Iliosacralfuge. (b) Fixierung des
Tuber ischiadicum – bei Schmerz Hinweis auf Pathologie im Hüftgelenk.
(c) Fixierung der unteren Lendenwirbelsäule – bei Schmerz Hinweis auf
Pathologie am lumbosakralen Übergang.

Kniegelenk

Tanzende Patella

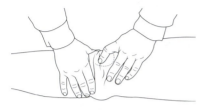

Abb. 7.13: Tanzende Patella positiv bei Kniegelenkerguss.

Hierbei wird durch die Handflächen und Finger beider Hände der obere und untere Kniegelenkrezessus komprimiert, wodurch die Gelenkflüssigkeit unter die Kniescheibe gedrückt wird. Wenn man nun gleichzeitig mit dem Zeigefinger von ober auf die Kniescheibe Druck ausübt spürt man einen elastischen Widerstand, bis die Kniescheibe gegen die Trochlea des Femurs anschlägt.

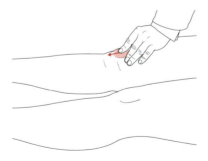

Abb. 7.14: Zohlenzeichen, positiv bei retropatellarer Chondropathie.

Zohlenzeichen
Definition: Auslösung eines Schmerzes bei Anspannung des M. quadriceps im Bereich der nach kaudal fixierten Patella durch Druck in ihrem Gleitlager; hinweisend auf Erkrankung des patellaren Gleitlagers, z. B. Chondropathia patellae.

Kniegelenk, klinische Diagnostik, Steinmann I
Steinmann I: Schmerzangabe an der Außenseite des Knies bei gebeugtem Kniegelenk und kräftiger Einwärtsdrehung des Unterschenkels spricht für Schädigung des lateralen Meniskus; Schmerzen an der Innenseite bei Flexion u. Außenrotation sprechen für Schädigung des medialen Meniskus.

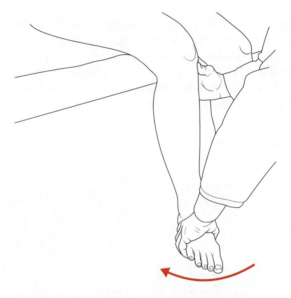

Abb. 7.15: Funktionelle Untersuchung, Meniskuszeichen Steinmann I, hier Hinweis auf Innenmeniskuschädigung.

Kniegelenk, klinische Diagnostik, Payr-Zeichen
Payr-Zeichen: Schmerzen am medialen Kniegelenkspalt bei Druck
von oben auf die Kniegelenke des im Schneidersitz sitzenden Patienten; Hinweis auf Läsion des Innenmeniskus (v. a. Hinterhorn); vgl.
Meniskusriss.

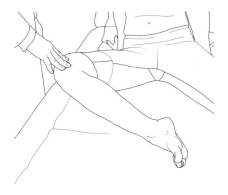

Abb. 7.16: Funktionelle Untersuchung, Meniskuszeichen Payr-Zeichen.

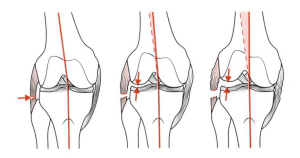

Abb. 7.17: Funktionelle Untersuchung, Stabilitätsprüfung, Außenband
(Varusstress). Beim Varusstress wird die Außenseite des Unterschenkels
nach innen gedrückt (Öffnung des äußeren Kniespaltes).

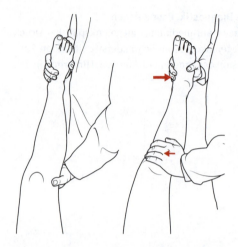

Abb. 7.18: Funktionelle Untersuchung, Stabilitätsprüfung, Innenband (Valgusstress). Beim Valgusstress wird die Innenseite des Unterschenkels nach außen gedrückt (Öffnung des inneren Kniespaltes).

Pivot-Shift-Test

Definition: Klinischer Test zur Prüfung auf eine vordere Kreuzbandruptur. Eine langsame Beugung des in Streckstellung sowie Innenrotations- und Valgusstress befindlichen Kniegelenks provoziert eine Subluxation des Tibiakopfs gegenüber den Femurkondylen bei Insuffizienz des vorderen Kreuzbandes, weitere Beugung bis ca. 20–40° bewirkt eine schnappende Reposition nach dorsal (Abb. 7.19).

Lachman-Test

Definition: Prüfung der vorderen Schublade (s. Schubladenphänomen) in leichter Beugung des Kniegelenks (20°) zum Nachweis einer Insuffizienz des vorderen Kreuzbandes; positiv bei Schubladenbewegung > 5 mm im Seitenvergleich und bei weichem od. fehlendem Anschlag.

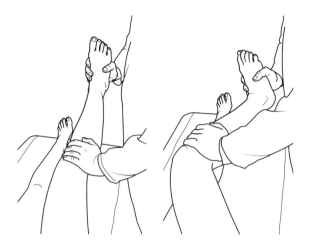

Abb. 7.19: Pivot-Shift-Test.

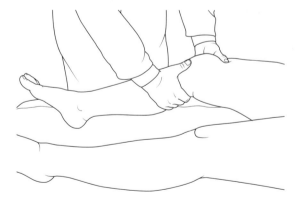

Abb. 7.20: Funktionelle Untersuchung, Stabilitätsprüfung, vorderes Kreuz-band (Lachman-Test).

Schubladenphänomen

Definition: abnorm weite ventrale od. dorsale Verschieblichkeit des Unterschenkels gegen den Oberschenkel bei Kreuzbandruptur; durch die Ruptur der Ligg. cruciata und der hinteren Kniegelenkkapsel, die der vorderen u. hinteren Stabilisierung des Kniegelenks dienen, kann sich die Tibia gegenüber dem Femur nach vorn bzw. hinten verschieben (Abb. 7.21). Vgl. Lachman-Test; Pivot-Shift-Test.

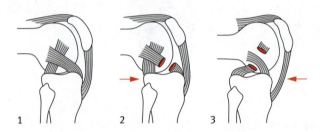

Abb. 7.21: Schubladenphänomen: 1: physiologischer Zustand; 2: vordere Schublade: abnorm weite Beweglichkeit des Unterschenkels bei Zug nach vorn; 3: hintere Schublade: abnorme weite Beweglichkeit des Unterschenkel bei Druck nach hinten.

Schubladen-Test

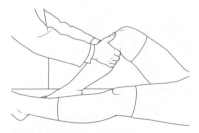

Abb. 7.22: Funktionelle Untersuchung, Stabilitätsprüfung, vorderes Kreuzband (Schubladen-Test).

7.1.4 Obere Extremitäten

Normale Haltung der oberen Extremitäten – normaler Bewegungsumfang der oberen Extremitäten

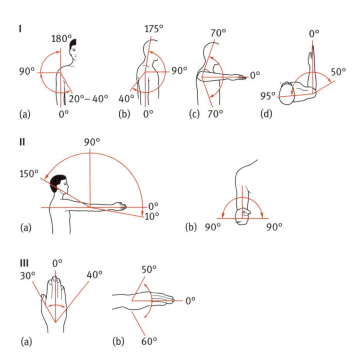

Abb. 7.23: (I) Beweglichkeit des Schultergelenks. (a) Abduktion/ Adduktion. (b) Retroversion/Anteversion. (c) Rotation bei Abduktion um 90° und rechtwinklig gebeugtem Ellenbogengelenk. (d) Rotation aus der Neutral-Null-Stellung. (II) Beweglichkeit des Ellenbogengelenks. (a) Extension/Flexion. (b) Pronation/Supination des Unterarms. (III) Beweglichkeit des Handgelenks. (a) Radialabduktion/Ulnarabduktion. (b) Extension/Flexion.

Schultergelenk

Apprehensionstest

Definition: Stabilitätsprüfung i. R. der funktionellen Schultergelenkuntersuchung; schmerzhafte Subluxation des Humeruskopfs bei passiver Abduktion und Außenrotation des Arms mit Druck des Daumens des Untersuchers auf den Oberarmkopf; z. B. bei Schulterinstabilität; vgl. Schultergelenkluxation.

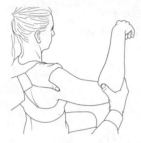

Abb. 7.24: Funktionsuntersuchung, Apprehensionstest (vordere Stabilität).

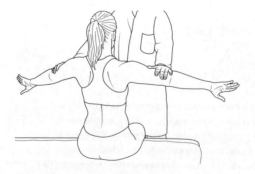

Abb. 7.25: Funktionsuntersuchung, Jobe-Test (Supraspinatus).

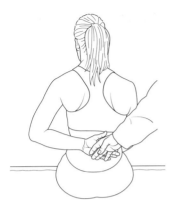

Abb. 7.26: Funktionsuntersuchung, Lift-off-Test (Subscapularis).

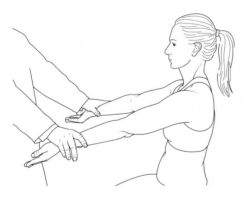

Abb. 7.27: Funktionsuntersuchung, Palm-up-Test (Bizeps).

8 Die moderne körperliche Untersuchung: 200 Jahre alt

Der grundlegende medizinische Fortschritt von der spekulativen Annahme von „Säften der Humoralpathologie" und den „epidemischen Fiebern" zur Objektivierung der pathologisch-anatomischen Läsion, von einem phänomenologisch-klinischen zu einem pathologisch-anatomisch begründeten Krankheitsbegriff, von hippokratisch-exspektativer Beobachtung am Krankenbett zur aktiven Provokation von Krankheitszeichen vollzog sich an der Schwelle des 19. Jahrhunderts (Shryock 1947). In Paris führte die Entwicklung dieser Medizin in den folgenden Jahrzehnten zu ihrem Höhepunkt. Die Lehrmeinungen waren alles andere als einheitlich (Lichtenthaeler 1977a), aber dieser Medizin waren gemein: die körperliche Untersuchung, die pathologische Anatomie und die Statistik (Ackerknecht 1967a).

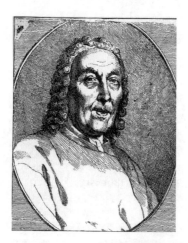

Abb. 8.1: J. B. Morgagni. Radierung v. A. Kaufmann nach N. Dance, aus Hubers Klassiker Bd.10, Bern u. Stuttgart 1967.

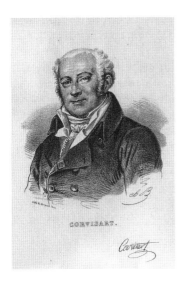

Abb. 8.2: J. N. Corvisart.

Vorarbeit hatte 1761 der italienische Arzt G. B. Morgagni (Abb. 8.1) geleistet, indem er in seinem Lebenswerk „De sedibus et causis morborum" Krankengeschichte, Krankheitsverlauf und Leichenschau in Beziehung setzte und folgerte, dass Sitz und Ursache der Krankheiten in den kranken Organen begründet seien und dass man nach dem Tod – durch eine Leichenschau – die veränderten Organe erkennen könne (Michler 1967).

Der Leibarzt Napoleons I., J. N. Corvisart (Abb. 8.2), wünschte sich 1811 ein Werk, in dem beschrieben wird, wie die Krankheiten durch sichere Zeichen schon am Lebenden diagnostiziert werden, um dann an der Leiche bestätigt zu werden. Der Titel sollte in Abwandlung des ihm zum Vorbild dienenden Werkes von Morgagni lauten: „De sedibus et causis morborum per signa diagnostica investigatis et per anatomen confirmatis" (Corvisart 1811). Zu diesem

Werk ist es nie gekommen, aber hiermit waren Grundlagen ange-
dacht, auf denen sich die gesamte Medizin und speziell die Innere
Medizin entwickeln sollte.

Im Jahre 1808 belebte Corvisart die von L. Auenbrugger 1761
beschriebene Methode der direkten Perkussion (Auenbrugger 1761,
Abb. 8.3) durch Übersetzung in die französische Sprache wieder
(Corvisart 1855). Er nutzte Inspektion, Palpation und Perkussion für
die Diagnostik von Herz- und Gefäßerkrankungen (Corvisart 1811).
Laennec berichtet, dass er G. L. Bayle als Ersten die direkte Auskultation auf Corvisarts Klinik habe anwenden sehen.

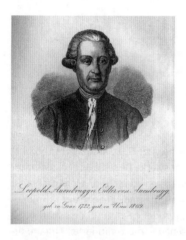

Abb. 8.3: L. Auenbrugger.

Die Wertung von Symptomen und klinischen Zeichen erfolgte durch
die pathologische Anatomie und durch eine mit einfacher Statistik
abgesicherte Erfahrung. Durch diese beiden Kontrollinstanzen hob
sich die neue physikalische Diagnostik deutlich von der bloßen Sin-
neswahrnehmung des Empirikers ab, der den Befund nur mit Hilfe

der Erfahrung am Krankenbett deuten konnte (Michler 1970). Auf der Grundlage der pathologischen Anatomie aber konnte nun gezielt nach einem Organ palpiert werden (Michler 1972), und auch die Inspektion sah jetzt die äußerlichen Zeichen kritisch im Lichte der pathologischen Anatomie – äußerliche Zeichen wurden nun gewissen organischen Veränderungen zugeordnet. Die Vorstellungen des verborgenen pathologisch-anatomischen Substrates, die sich nun mit der Feststellung eines äußerlich sichtbaren Zeichens verbanden, führten zur Aufwertung dieses Zeichens, was sich unter anderem durch die Beifügung des Eigennamens des Erstbeschreibers manifestierte (Kelly 1948). Damit ging auch die Inspektion als erneuerte Methode in die moderne physikalische Diagnostik ein (Thomsen 1982).

Im Jahre 1819 führte Corvisarts Schüler, R. T. H. Laennec, die mittelbare Auskultation ein (Laennec 1837), nachdem er durch Zufall (Ackerknecht 1967b) entdeckt hatte, dass eine auf den Brustkorb des Patienten aufgesetzte Röhre Vorteile gegenüber der direkten Auskultation hatte. Das Stethoskop war erfunden.

Kaum zehn Jahre später beschrieb P. A. Piorry die mittelbare Perkussion (Piorry 1828), die er mithilfe eines Plessimeters ausführte, und 1837/38 fasste er in einem dreibändigen Werk (Piorry 1837/38), auf fast 2000 Seiten, die klinischen Untersuchungsmethoden zusammen, so wie sie in der Nachfolge von Corvisart und anderen in den großen Pariser Krankenhäusern entwickelt und ausgeführt worden waren.

Die neue Klangwelt von Perkussion und Auskultation führte zunächst zu dem Fehlschluss mancher französischer Kliniker, jedes Organ und jede Krankheit habe ihren spezifischen Ton, zu erkennen wie die Wachtel an ihrem Schlag oder der Kuckuck an seinem Ruf (Lesky 1970). Aber der Wiener Arzt J. Skoda konnte 1839 eine in ihren Grundzügen noch heute gültige Theorie der Perkussion und Auskultation vorlegen (Skoda 1839). Indem er die physikalischen Gesetze des Schalles anwendete, befreite er die Töne und Geräusche von den subjektiven Wertungen der französischen Kliniker. Damit waren um die Mitte des 19. Jahrhunderts die Methoden der modernen physikalischen Diagnostik: 1. kritische Inspektion, 2. gezielte Palpation, 3. Perkussion und 4. Auskultation fest eingeführt.

In den folgenden Jahrzehnten wurden neue Erkenntnisse und Einsichten durch die naturwissenschaftliche Aufklärung der Schallphänomene aus Perkussion und Auskultation gewonnen. Nach dem Ersten Weltkrieg führten eine weiterentwickelte Verstärkertechnik und eine verbesserte Empfindlichkeit der Mikrophone und Registrierinstrumente erstmals zu brauchbaren Aufzeichnungen von Schallkurven im medizinischen Schrifttum (Landes 1938). Klinische Weiterentwicklungen fanden besonders auf dem Gebiet der Neurologie (Haymaker 1970) statt, z. B. durch Einführung der Reflexprüfung 1875 durch W. Erb (Erb 1875) und C. Westphal (Westphal 1875). Auf den Vorarbeiten des Russen W. P. Obrastzow aufbauend, verfeinerte der gebürtige Balte T. Hausmann kurz nach der Jahrhundertwende die Abdominalpalpation durch neue Techniken der Gleit- und Tiefenpalpation sowie durch Berücksichtigung physiologischer Gesichtspunkte und brachte somit die Methode noch einmal voran (Hausmann 1910) – gegen den Trend, denn die Periode der anatomopathologisch-klinischen Tradition (Lichtenthaeler 1977b) war vorüber.

Die Übernahme von Wissen aus der Biologie, Chemie und Physik hatte zunehmend neue Gesichtspunkte in die Diagnostik eingebracht. Das „Lehrbuch klinischer Untersuchungsmethoden" von Th. Brugsch und A. Schittenhelm aus dem Jahre 1908 (Brugsch 1908) zeigt deutlich die technische Zurüstung bei der Krankenuntersuchung und markiert die Wende in eine neue Zeit.

Die klinische Untersuchung heute muss sich behaupten in einem Umfeld der biochemischen Laboratorien, der Röntgeninstitute, der endoskopischen Abteilungen und zytologischen Untersuchungsplätze, der Elektro- und Ultraschalldiagnostik. Sie bleibt aber die unentbehrliche Grundlage für die Diagnostik am Krankenbett.

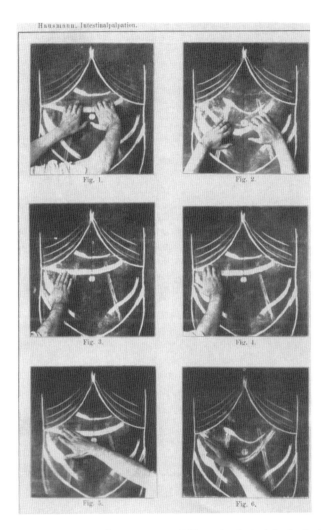

Abb. 8.4: Palpation (aus Hausmann, T. Die methodische Intestinalpalpation Berlin 1910, Lehrtafeln Seite 160ff).

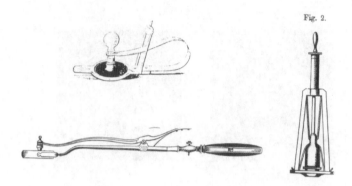

Fig. 2.

Abb. 8.5: Echometer. Links oben: Aldis, C.J.B., On new percussing ins-
truments, The London Medical Gazette 32 (1842–43) 249; links unten:
Aldis, C.J.B., Account of a new percussion instrument, The London Medical
Gazette 31 (1842–43) 379–380; rechts: Niemeyer, P. Handbuch der theo-
retischen und clinischen Percussion und Auscultation, vom historischen
und critischen Standpunkte bearbeitet; Bd. I und II, Erlangen 1868–1870,
Bd.I, p. 40.

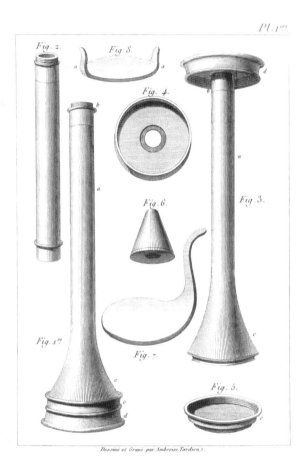

Abb. 8.6: Das Stethoskop Piorrys mit einem anschraubbaren, zum Stethoskop gehörigen Plessimeter und zwei weiteren Plessimetern. Die Originalgröße des gebrauchsfertig zusammengesetzten Stethoskops beträgt ca. 18 cm (aus: Piorry, P.A., De la percussion médiate, Paris 1828.

Fig. 7.   Fig. 8.

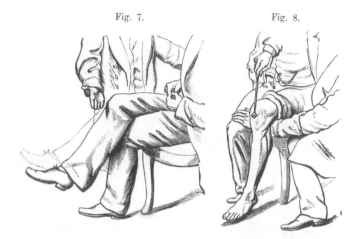

Abb. 8.7: Reflexprüfung. Links: „Die gewöhnliche Art und Weise, den Kniereflex hervorzurufen."; rechts: „Kniereflex-Methode, ihn mit einem Percussionshammer hervorzurufen, wenn er auf dem gewöhnlichen Wege nicht prompt zu produciren ist." (Diese Abbildung drückt eine Umbruchsituation aus: Der Perkussionshammer findet Eingang in die Neurologie und wird später zum Reflexhammer. Gowers, W.R., Diagnostik der Rückenmarkskrankheiten, aus dem Englischen übersetzt von Bettelheim, K. und Scheimpflug, M., Wien 1885, 3. Auflage p.23).

Literatur

Ackerknecht, E.H., Medicine at the Paris Hospital 1794–1848, Johns Hopkins Press Baltimore 1967, p. XI, (a)

Ackerknecht, E.H., 1967, op. cit., p. 90, (b)

Aids to the examination of the peripheral nervous system, Medical Research Council, Her Majesty's Stationary Office, London 1976

Anschütz, F., Die Körperliche Untersuchung, Springer, Berlin-Heidelberg-New York, 1978, 3. Aufl.

Auenbrugger, L., Inventum novum ex percussione thoracis humani ut signo abstrusos interni pectoris morbus detegendi (1761), Aus dem Original übersetzt und eingeleitet von Prof. Dr. Victor Fossel, Neue Erfindung mittelst des Anschlagens an den Brustkorb, als eines Zeichens, verborgene Brustkrankheiten zu entdecken, Klassiker der Medizin, hrsg. von Karl Sudhoff, J.A. Barth Leipzig 1912, unveränderter Nachdruck Leipzig 1968

Bates, B., A Guide to the Physical Examination, Philadelphia, Toronto 1972

Brugsch, Th., Schittenhelm, A., Lehrbuch klinischer Untersuchungsmethoden, Urban & Schwarzenberg, Berlin 1908

Castell, D.O., O'Brian, K.D., Muench, H., Estimation of liver size by percussion in normal individuals, Ann. Int. Med 70 (1969) 1183–1189

Clain, A., Hamilton Bailey's Demonstration of Physical Signs in Clinical Surgery, Bristol 1973, 15. Aufl.

Corvisart, J.N., Essai sur les maladies et les lésions organiques du cœur et des gros vaissaux, H. Nicolle, Paris, 1811, 2. Aufl., Vorwort

Corvisart, J.N., Nouvelle méthode pour reconnaître les maladies internes de la poitrine par la percussion de cette cavité par Avenbrugger; ouvrage traduit du latin et commenté par J.N. Corvisart, Migneret, Paris 1808, Nachdruck Paris 1855

Delank, H-W., Neurologie, Enke, Stuttgart 1985, 4. Aufl.

Ellis, H., Clinical Anatomy, Blackwell, Oxford 1975, Fifth Ed., Fifth Repr.

Erb, W., Ueber Sehnenreflexe bei Gesunden und bei Rückenmarkskranken, Arch. Psychiat. Nervenkr. 5 (1875) 792–802

Fahr, The acoustics of the bronchial breath sounds, Arch. Int. Med., 39 (1927) 287–302

Faller, A., Der Körper des Menschen, Thieme, Stuttgart 1967, 2. Aufl.

Folstein, M.F., Folstein, S.E., McHugh, P.R., Mini-mental state. A practical method for grading the cognitive state of patients for the clinician, J. Psychiatr. Res. 12 (1975) 189–198

Gleadle, J., History and Examination at a Glance, Blackwell, Oxford 2004

Hampton, J.R., Harrison, M.J.G., Mitchell, J.R.A., Prichard,J.S., Seymour, C., Relative contributions of history-taking, physical examination,and laboratory investigation to diagnosis and management of medical outpatients, Brit. Med. J. 2 (1975) 486–489

Hausmann, T., Die methodische Intestinalpalpation, S.Karger, Berlin 1910

Haymaker, W., Schiller, F., The Founders of Neurology, One Hundred and Forty-Six Biographical Sketches, Charles Thomas Publisher, Springfield 1970, 2. Aufl.

Holldack, H., Gahl, K., Auskultation und Perkussion, Inspektion und Palpation, Thieme, Stuttgart 2005, 14. Aufl.

Kelly, E.C., Encyclopedia of medical sources, Williams & Wilkins Baltimore 1948,

Laennec, R.T.H., Traité de l'auscultation médiate et des maladies des poumons et du cœur, J.S. Chaudé, Paris 1837, 4. Aufl., Tom. I–III

Landes, G., Pierach, A., Perkussion und Auskultation seit Auenbrugger und Laennec, Münch. med. Wschr. 85 (1938) 1459–1462

Lesky, E., Perkussion und Auskultation, Wege ärztlichen Erkennens. In Documenta Geigy: Zur Geschichte diagnostischer Methoden. Basel 1970, Heft I und II, p. 26

Lesky, E., Die Wiener medizinische Schule im 19. Jahrhundert, Böhlau, Graz-Köln 1978, 2. Aufl., p. 144

Lichtenthaeler, C., Geschichte der Medizin, Deutscher Ärzteverlag, Köln 1977a, 2. Aufl., Bd. II, p. 475–476

Lichtenthaeler, C.,(1977b) op. cit., Bd. II, p. 516

Lorenz, K., Gestaltwahrnehmung als Quelle wissenschaftlicher Erkenntnis, Z. exp. angew. Psychol. 6 (1959) p. 119 und 161

Loudon, R., Murphy, R.L.H., JR., Lung Sounds, Am. Rev. Respir. Dis., 130 (1984) 663–673

Mc. Burney, C., Experience with early operative interference in cases of disease of the vermiform appendix, N.Y. med. J., 50 (1889) 676–684

Michler, M., G.B. Morgagni, Sitz und Ursachen der Krankheiten, Auswahlübersetzung, Hubers Klassiker der Medizin und der Naturwissenschaften, Bd. 10, Hans Huber, Bern und Stuttgart 1967

Michler, M., Die Palpation im Corpus Hippocraticum, Janus LVII, 4 (1970) 261

Michler, M., Die Hand als Werkzeug des Arztes, Beiträge zur Geschichte der Wissenschaft und Technik, Heft 12 (1972) 29

Naish, J., Read, A., The Clinical Apprentice, John Wright & Sons Ltd., Bristol 1975, Fourth Ed. Rev. Repr.

Neurath, M., Lohse, A., Checkliste Anamnese und klinische Untersuchung, Thieme, Stuttgart 2015, 4. Aufl.

Piorry, P.A., De la percussion médiate et des signes obtenus à l'aide de ce nouveau moyen d'exploration, dans les maladies des organes thoraciques et abdominaux, J.S. Chaudé, Paris 1828

Piorry, P.A., Traité de diagnostic et de séméiologie, Pourchet Libraire-éditeur, Paris 1837–1838, Tom. I–III

Pottenger, F.M., An historical review of the physical examination of the chest, Ann. Int. Med., 30 (1949) 766–777

Rothschuh, K.E., Bleker, J., Die Einführung naturwissenschaftlich-messender Methoden in die klinische Diagnostik in der deutschen Medizin des 19. Jahrhunderts, Proc. of the Internat. Congr. of the History of Medicine, 23 (1974) 131–135

Rousseau, J.J., Emile oder Über die Erziehung, Reclam, Stuttgart 1978, p. 556

Schenck, E., Neurologische Untersuchungsmethoden, Thieme, Stuttgart 1975, 2. Aufl.

Seegal, D., Wertheim, A., On the failure to supervise students' performance of complete physical examinations, JAMA 6 (1962) 476–477

Seiderer, J., Schlamp,A., Anamnese und körperliche Untersuchung, München 2003

Selling, Th., Untersuchungen des Perkussionsschalles, Dtsch. Arch. klin. Med. 90 (1907) 163–189

Shryock, R.H., Die Entwicklung der modernen Medizin, Enke, Stuttgart 1947, p. 47–64 und 123–138

Skoda, J., Abhandlung über Perkussion und Auskultation, J.G. Ritter von Mösle's Witwe & Braumüller, Wien 1839

Smyllie, H.C., Blendis, L.M., Armitage, P., Observer disagreement in physical signs of the respiratory system, Lancet (1965) 412–413

Spiteri, M.A., Cook, D.G., Clarke, S.W., Reliability of eliciting physical signs in examination of the chest, Lancet (1988) 873–875

Thomsen, C., Die körperliche Untersuchung nach Piorry, Siebert, Skoda, Dissertation, Hamburg 1982, p. 14

Tönnesmann, E. et al., Die klinische Untersuchung – ein Auslaufmodell? Dtsch. med. Wochenschr. 2016; 141: 1636–1638

Waldeyer, A., Anatomie des Menschen, W. de Gruyter, Berlin 1973, 1. Teil, 9. Aufl., Berlin 1972, 2. Teil, 7. Aufl.

Wartenberg, R., Neurologische Untersuchungsmethoden in der Sprechstunde, Thieme, Stuttgart 1955

Westphal, C., Ueber einige Bewegungserscheinungen an gelähmten Gliedern, Arch. Psychiat. Nervenkr. 5 (1875) 803–834

Williams, C.J.B., On the theory and practice of percussion as a mode of diagnosis, The London Medical Gazette, 19 (1837) 609–614

Index